宫颈癌筛查及诊治技术操作手册

U0197027

本书获以下学会支持：中国优生科学协会阴道镜和宫颈病理学分会、中华医学会妇科肿瘤学分会、中国抗癌协会宫颈癌专业委员会、中华预防医学会肿瘤预防与控制专业委员会、中国妇幼健康研究会子宫颈癌防控研究专业委员会。

宫颈癌筛查及诊治技术操作手册

主　编 ◎ 魏丽惠

副主编 ◎ 马　丁　孔北华　王临虹
　　　　林仲秋　赵方辉

北京大学医学出版社

GONGJING'AI SHAICHA JI ZHENZHI JISHU
CAOZUO SHOUCE

图书在版编目（CIP）数据

宫颈癌筛查及诊治技术操作手册 / 魏丽惠主编.
北京：北京大学医学出版社，2025. 1. -- ISBN 978-7
-5659-3176-5

Ⅰ. R737.33-62

中国国家版本馆CIP数据核字第2024CT3498号

宫颈癌筛查及诊治技术操作手册

主　　编：魏丽惠
出版发行：北京大学医学出版社
地　　址：（100191）北京市海淀区学院路 38 号　北京大学医学部院内
电　　话：发行部 010-82802230；图书邮购 010-82802495
网　　址：http://www.pumpress.com.cn
E-mail：booksale@bjmu.edu.cn
印　　刷：北京金康利印刷有限公司
经　　销：新华书店
责任编辑：刘 燕　　责任校对：靳新强　　责任印制：李 啸
开　　本：787mm×1092mm　1/32　　印张：6.5　　字数：118 千字
版　　次：2025 年 1 月第 1 版　2025 年 1 月第 1 次印刷
书　　号：ISBN 978-7-5659-3176-5
定　　价：55.00 元

编　者（按姓氏汉语拼音排序）

毕　蕙　北京大学第一医院

耿　力　北京大学第三医院

韩历丽　北京妇幼保健院

孔北华　山东大学齐鲁医院

李静然　北京大学人民医院

李明珠　北京大学人民医院

林仲秋　中山大学孙逸仙纪念医院

刘　军　首都医科大学附属北京朝阳医院

马　丁　华中科技大学同济医学院附属同济医院

潘秦镜　中国医学科学院肿瘤医院

乔友林　北京协和医学院群医学及公共卫生学院

沈丹华　北京大学人民医院

隋　龙　复旦大学附属妇产科医院

王临虹　中国疾病预防控制中心

王新宇　浙江大学医学院附属第一医院

王志启　首都医科大学附属北京友谊医院

魏丽惠　北京大学人民医院

尤志学　南京医科大学第一附属医院

游　珂　北京大学第三医院

赵　超　北京大学人民医院

赵方辉　中国医学科学院肿瘤医院

赵更力　北京大学第一医院

赵晓涛　首都医科大学附属北京友谊医院

赵　昀　北京大学人民医院

前　言

　　宫颈癌是严重威胁女性健康的恶性肿瘤之一。2024 年世界卫生组织国际癌症研究机构（IARC）报告，2022 年全球约有 66.4 万宫颈癌新发病例和 34.8 万死亡病例，主要发生在中低收入国家。在我国，宫颈癌的发病率和死亡率也呈上升趋势，国家癌症中心发布的《2022 年全国癌症报告》显示，2022 年中国新发宫颈癌 150 700 例，因宫颈癌死亡人数 55 700 例。在中国 15～44 岁女性中，宫颈癌发病率高居女性恶性肿瘤的第三位。WHO 在 2020 年发布了《加速消除宫颈癌全球战略》，提出在 2030 年达到"90-70-90"的目标，即 90% 的 15 岁以下女孩接种人乳头瘤病毒（human papilloma virus，HPV）疫苗；70% 的 35～45 岁女性接受高质量的宫颈癌筛查；90% 的被诊断为癌前病变和宫颈癌的患者应接受规范的治疗。我国作为人口大国，宫颈癌患者数量多，消除宫颈癌任重道远。2023 年 1 月，国家卫生健康委员会联合十部委印发了《加速消除宫颈癌行动计划（2023—2030 年）》（卫妇幼发〔2023〕1 号），提出了我国到 2025 年及 2030 年时消除宫颈癌的主要目标："到 2025 年，试点推广适龄女孩 HPV 疫苗接种服务；适龄妇女宫颈癌筛查率达到 50%；宫颈癌及癌前病变患者治疗率达到 90%。到 2030 年，持续推进适龄女孩 HPV 疫苗接种试点工作；适龄妇女宫颈癌筛查率达到 70%；宫颈癌及癌前病变患者治疗率达到 90%。"这个文件的发布大大推动了我国宫颈癌的防治工作。

目前我国在宫颈癌防治上存在以下问题：疫苗接种率不高，适龄女性 HPV 疫苗接种率低。2019 年的调查资料表明，接种 HPV 疫苗的中国女性仅有 3%，9～14 岁女孩 HPV 疫苗接种率仅为 1.9%；我国适龄女性宫颈癌筛查覆盖率低；筛查及诊治能力参差不齐，缺乏操作的规范标准等；综合防控服务体系的整合受限于不同的分管部门，部门之间缺乏高效的沟通机制，医疗保健人员对宫颈癌综合防控重视不足，多途径宫颈癌防控信息交流共享存在诸多困难。

鉴于上述问题，医疗行政部门除加强指导管理外，还需要规范宫颈癌筛查及诊治技术操作，提高宫颈癌的防治水平。近年来，不少专业学（协）会提出了有关宫颈癌防治的专家共识和常规，但尚缺乏技术操作的规范。为此，我们组织五个学（协）会多名专家共同编写了本手册。本手册共分为六章，涵盖了在宫颈癌防治中的三级预防策略，包括宫颈癌的筛查策略与方法、宫颈癌筛查异常的管理、阴道镜检查、宫颈癌前病变的管理、高级别上皮内病变的治疗、宫颈癌的诊断及手术治疗。为加强实用性，本书重点对宫颈癌防治中相关的各项技术操作做了详细的描述，以期指导临床医生在实践中规范操作。希望这部手册在宫颈癌防治中对大家有所帮助。

魏丽惠

目　录

本书视频

---- ✳ ----

刮开涂层，扫描二维码，获取本书视频。

文件号	名称
1	细胞学采样
2	HPV 检测
3	阴道镜检查
4	宫颈环形电切术
5	冷刀锥切术
6	冷冻治疗
7	腹腔镜全子宫切除术

| 第一章 |

宫颈癌的筛查策略与方法

2023 年发布的《中国子宫颈癌筛查指南（一）》中明确提出：宫颈癌筛查的目标人群是有性生活史的 25 岁以上适龄女性，目的是发现可能罹患宫颈癌的高风险女性，应早发现、早诊断和早治疗宫颈癌前病变及早期宫颈癌，但同时也要避免过度诊断和过度治疗，最终降低宫颈癌的发病率和死亡率。

第一节　宫颈癌筛查概述

一、筛查定义

应用科学、经济、简便、可及和可行的方法最大限度地对适龄女性进行定期筛查，尽早发现潜在可能患有宫颈癌前病变和早期宫颈癌的人群，并对其进行随访及进一步的诊断和治疗。

二、筛查形式

筛查形式包括：

（1）组织性筛查。利用现有资源最大限度地对尽可能多的目标人群进行有组织的检查，通常通过项目的形式在国家或地区层面，有组织、有计划地对适龄女性进行普遍性筛查，是目前宫颈癌筛查最主要及有效的筛查形式。当前我国由政府组织对

35～64 岁女性进行宫颈癌筛查。

（2）机会性筛查。指当女性患者由于其他原因到医疗机构就诊时，医务人员在诊疗中推荐进行宫颈癌筛查或由患者本人主动提出的筛查，是宫颈癌筛查的补充形式。

三、筛查方案

（一）一般人群

25～64 岁女性采用每 5 年一次的 HPV 核酸单独检测或联合筛查，或每 3 年一次行细胞学检查。

1. 筛查起始年龄　筛查起始年龄为 25 岁。主要基于＜ 25 岁女性 HPV 感染率较高，但多为一过性感染。宫颈癌的发病率低，如果过早干预，可能对妊娠结局有不利影响。随着年轻女性 HPV 疫苗接种率的逐渐提高，HPV 相关癌前病变和癌的发生率可能会进一步下降。

2. 筛查终止年龄　65 岁以上女性，如既往有充分的阴性筛查记录（即 10 年内有连续 3 次细胞学筛查，或连续 2 次的 HPV 筛查或联合筛查，且最近一次筛查在 5 年内，筛查结果均正常），并且无宫颈上皮内瘤变（cervical intraepithelial neoplasia，CIN）、HPV 持续感染，以及无因 HPV 相关疾病治疗史等高危因素，可终止筛查。对 65 岁以上女性，如从未接受过筛查、65 岁前 10 年无充分阴性筛查记录，或有临床指征者，仍应进行宫颈癌筛查。

（二）特殊人群

1. 25 岁以下高危女性的筛查　25 岁以下女性，如存在多性伴侣、过早性生活史、感染人类免疫缺陷病毒（HIV）以及吸烟等高危因素，发生宫颈癌的风险增高，因此，这一人群建议性生活开始后 1 年内进行筛查，并适当缩短筛查间隔。

2. 妊娠期女性的筛查　对妊娠期女性进行筛查的目的是排除宫颈癌。妊娠期进行宫颈癌筛查是安全的，不会对母儿健康构成威胁。对于从未接受过宫颈癌筛查的女性、未进行规范宫颈癌筛查的女性、恰好到需再次宫颈癌筛查的女性，建议在孕前检查或者第一次产前检查时对其进行宫颈癌筛查，筛查方法采用单独细胞学检查或联合筛查。

3. 子宫切除术后女性的筛查

（1）对于因宫颈癌前病变切除子宫的女性，宫颈癌前病变治疗后 CIN 2 及以上病变的复发率为 5%～16%，宫颈浸润癌的发病风险是普通人群的 2～5 倍。故对于因宫颈癌前病变行全子宫切除的女性，每年进行联合筛查。若联合筛查 3 次均为阴性，则延长至每 3 年一次，持续 25 年。

（2）对于因良性子宫疾病（非宫颈癌前病变）切除子宫的女性，因阴道癌发病率低，若无可疑临床症状或体征，不推荐常规进行筛查。对于不明确宫颈切除术前是否有癌前病变的患者，若有临床可疑症状或体征，建议进行联合筛查。

4. 免疫功能低下人群的筛查　免疫功能低下人群，如 HIV 感染者、实体器官移植者和异体造血干细胞移植（hematopoietic stem cell transplantation，HSCT）者及自身免疫性疾病者［如系统性红斑狼疮、干燥综合征、炎症性肠病患者（长期服用免疫抑制剂者）］发生 HPV 感染、宫颈癌及癌前病变的风险更高。针对免疫功能低下人群的宫颈癌筛查策略遵循 HIV 感染人群的筛查策略。有性行为的血液病患者，进行造血干细胞移植前应常规行联合筛查。进行筛查时需结合年龄、既往筛查史、预期存活率、疾病状态和危险因素等综合考虑。

5. 预防性 HPV 疫苗接种后的筛查　预防性 HPV 疫苗未涵盖所有的高危型 HPV，不能预防所有 HPV 型别感染；已有性生活的接种者在接种 HPV 疫苗前可能已被 HPV 感染，接种 HPV 疫苗并不能阻断 HPV 感染进程，因此，接种 HPV 疫苗后仍应定期接受筛查。随着 HPV 疫苗的广泛应用，对 HPV 疫苗接种人群的筛查间隔、筛查方法等，需要进一步研究以获得循证依据。预防性 HPV 疫苗接种人群的筛查策略同普通人群。

四、妇科检查和标本采集

（一）主要检查设备和物品

妇科检查床、照明设备、阴道窥器、手套、垫巾、长棉签、宫颈细胞取样器及细胞保存液等。

（二）检查人员

检查医师从事妇科临床工作 3 年或 3 年以上，具有住院医师或以上职称。主诊医师从事妇科临床工作 5 年或 5 年以上，具有主治医师或以上职称，负责采集和汇总资料、临床检查、宫颈取样、核对结果、做出诊断，并提出进一步的处理意见。

上述医师需在近 3 年参加过上一级医疗机构举办的相关培训并通过考核，能够熟悉并掌握检查流程、管理规范及女性常见病防治技术操作规范。

（三）宫颈标本采集前的注意事项

1. 检查应在非月经期内进行。

2. 被采集对象至少 48 h 避免阴道冲洗或阴道用药等影响因素，24 h 内避免性行为；有急性下生殖道炎症者，建议治疗后再进行标本采集；采集标本前不要进行阴道耦合剂、醋酸或碘液等的涂抹。

3. 两次细胞学采集标本之间至少间隔 1 个月。

4. 如果需要同时采集细胞学检查和 HPV 检测标本，应先取细胞学检查标本，后取 HPV 检测标本。

（四）宫颈标本采集前的登记

为获得最佳的筛查结果，临床医师填写的申请单上需要登记以下信息：女性年龄、标本来源、末次月经时间、激素类药物使用史、避孕措施（如避孕药的使用、宫内节育器的放置等情况）、以往细胞学异常史以及宫颈、阴道病变的治疗史等。如果妊娠，则需提供孕周。

第二节　HPV 检测技术及质量控制

目前，我国主要应用的宫颈癌筛查方法有高危型人乳头瘤病毒（high risk human papilloma virus，HR-HPV）检测、宫颈脱落细胞学检查以及高危型 HPV 检测和细胞学检查的联合筛查。一些其他宫颈癌筛查方法，如甲基化检测、HPV 整合检测、HPV 病毒载量检测、免疫细胞组织化学技术以及人工智能技术等在筛查中有一定的应用前景，但尚需积累大样本前瞻性研究数据。

宫颈癌是女性常见的生殖系统恶性肿瘤之一，严重威胁着女性健康。高危型 HPV 持续性感染是导致宫颈癌及癌前病变发生的主要病因，目前高危型 HPV 检测是宫颈癌筛查的手段之一。

一、HPV 核酸检测方法学概述

HPV 是一种嗜上皮性病毒，在人和动物中分布广泛，有高度的特异性。长期以来，已知 HPV 可引起疣和相关肿瘤，如生长在下生殖道皮肤和黏膜上的人类寻常疣、尖锐湿疣及乳头状瘤，以及 HPV 相关的宫颈癌、阴道癌、外阴癌及肛门癌等。目前已知的 HPV 有 200 余种。

HPV 感染与宫颈癌的关系最初是在 20 世纪 70 年代提出的，此后许多流行病学和分子学研究均证实了 HPV 与宫颈癌的病因学联系。Bosch 和 Manos 等通过收集来自 22 个国家的宫颈癌活检标本做 PCR 检测，发现在 99.7% 的肿瘤组织中都可以检测到 HPV DNA，而且各国间无显著差异。宫颈癌是迄今为止所报道的 HPV 检出比例最高的肿瘤，证实 HPV 感染与宫颈癌的相关性。

HPV 至今仍不能在体外进行培养，也无法进行动物实验，同时也缺乏简单、敏感的用于 HPV 的诊断和分型的血清学检测方法。目前实验室诊断 HPV 感染主要依赖于病毒核酸检测，以往的实验诊断技术主要为核酸杂交。目前核酸扩增技术成为主要的诊断技术。HPV 核酸检测结果结合细胞学检查及组织学检测等多种宫颈癌筛查手段可以对宫颈癌早诊治、早预防、早干预，对疾病预后及转归起到重要的指导作用。

HPV 核酸检测目前已在临床实验室广泛开展，也常用于 HPV 高危人群的筛查与分流。由于方法学及相关试剂种类众多，实验室对 HPV 检测技术的选择存在困惑或选择不当，同时，标本取材的质量以及运输、保存、核酸提取等环节直接影响检测结果的准确性，HPV 检测报告的结果解读也有待统一。为此，本章根据 HPV 核酸检测技术的发展现状、不同种类 HPV 检测技术的特点及应用场景，重点阐述在取材、实验流程等环节对检验结果产生影响的因素，做好实验室质量控制，确保实验结果的准确可靠。

宫颈癌筛查是主要针对高危型 HPV 病毒核酸进行检测，检测方法可以分为扩增法和非扩增法。①扩增法：根据扩增目的基因片段，可分为 DNA 扩增和 RNA 扩增；根据扩增方法，可分为 PCR 法和恒温扩增法等。②非扩增法：主要基于 HPV 全片段基因利用检测信号放大的方法进行检测，包括杂交捕获、酶切信号放大法等。我国目前常用的 HPV 核酸检测技术多以扩增法及其衍生技术为主，包括恒温扩增法、荧光 PCR（PCR– 荧光探针法）、PCR–毛细管电泳法、PCR– 微流控芯片法、PCR– 熔解曲线法、PCR– 反向点杂交 / 流式荧光杂交法等。

HPV 核酸检测过程包括样本采集、运送、保存、实验室检测及报告发放。检测 HPV 至少应包括 13 种高危型 HPV（HPV 16、18、31、33、35、

39、45、51、52、56、58、59、68）。世界卫生组织（World Health Organization，WHO）（2021 年）及我国国家卫生健康委员会推荐，宫颈癌筛查方案（2021 年）检测 14 种高危型 HPV（HPV16、18、31、33、35、39、45、51、52、56、58、59、68、66）。

高危型 HPV 核酸检测类型分为 HPV 不分型检测和 HPV 分型检测。HPV 不分型检测可同时检测 14 种高危型，但不具体区分型别。HPV 分型检测主要为 HPV16、18 分型检测＋其他 12 种高危型检测，针对 16 和 18 型单独分型和报告，其他 12 种不分型报告。另外，还有对多种 HPV 型进行单独分型、全分型的检测技术。

HPV 核酸检测在宫颈癌筛查的应用，经历了作为细胞学检查的辅助诊断、与细胞学联合筛查、单独应用于宫颈癌初筛三个阶段。已有大量证据表明，HPV 检测筛查 CIN 2+ 的灵敏度高达 98% 以上，特异度可达 85%，客观性及可重复性强。鉴于 HPV 核酸检测技术的高灵敏度、高阴性预测值及较长筛查间隔，已经成为宫颈癌筛查策略的主要组成部分，目前推荐为宫颈癌初筛的首选方法。

二、HPV 核酸检测的操作流程

HPV 核酸检测可分为检测前、检测中以及检测后三个阶段。规范 HPV 核酸检测的操作流程有助于提高检测的质量，保证诊断的准确性。

（一）检测前

1. 标本采集　使用一次性宫颈 HPV 采集器进行标本采集。采样前用棉拭子拭去宫颈口过多的分泌物，将宫颈刷置于宫颈口进行宫颈表面和宫颈管内取材，同一方向旋转 2~3 圈，慢慢取出宫颈刷，将其放入装有保存液的标本管中，自折痕处折断，密闭送检。

2. 标本的保存和运输　应尽快将分析前标本送至实验室并以适当方式储存，以尽可能减少核酸降解。根据说明书要求进行标本保存。一般分析前标本在 2~8 ℃条件下可保存 7 天，≤ –20 ℃条件下可长期保存，应避免反复冻融。超长期储存后的标本，使用前应再次评估标本的完整性。如需长时间、长距离运输标本，应采用冰壶加冰或泡沫盒加冰密封运输。

（二）检测中

1. 标本前处理　实验室接收样品时，需审核标本状态，核实申请项目内容与所送检标本要求是否一致，核实采集容器及标本外观状态等是否合格，是否超过接收时限等，避免样品被污染及核酸降解。

2. 标本检测过程　按照标准操作程序进行试剂准备、标本处理及检测。在 PCR 检测过程中，应注意核酸提取需在生物安全柜内进行，也可使用自动核酸提取设备提取核酸，并按照要求进行室内质量控制。采用高效的核酸提取方法，最大程度地提取到高质量的核酸。需要保证检测系统有良好的检测性能，具体详见后面质量控制的内容。

（三）检测后

1. 结果判读　判读检测结果前，应确保阴性和阳性质量控制均在控，标本内参应在说明书要求的检测范围内，HPV 靶标基因检测信号应正常，结果判读应根据说明书要求进行。以定性检测结果为例，HPV 靶标基因检测值介于阴性和阳性判定值之间时，建议进行复检。复检时应对标本重新提取及扩增，若复检后检测值仍介于阴性和阳性判定值之间，检测信号正常，可判定为阳性；若复检后检测值为阴性或无检测信号，则判定为阴性。

2. HPV 核酸检测报告　检测报告的内容包括但不限于：①患者的基本信息，包括姓名、性别、年龄、出生日期及临床诊断等；②标本信息，包括样品类型、编号、申请时间、采集时间、送检时间、检测时间、报告时间等；③检测信息，包括试剂和仪器来源、检测方法、检测靶点、参考范围、操作者、审核者、实验室电话和地址等；④结果报告，包括 HPV 核酸阴性或阳性及 HPV 基因型别；⑤结果解释，包括高危型 HPV 感染的临床意义等；⑥备注信息，包括检测下限、检测靶点、检出 HPV 型别范围，或对检测局限性的说明、检测过程中异常情况的说明等。建议使用实验室信息管理系统对检验信息及数据进行管理，同时注意信息安全。

3. 检测后标本保存　对原始标本、核酸提取物及核酸扩增产物应规定保存期，便于复查。

三、HPV 核酸检测的实验室质量控制

（一）HPV 技术服务的质量控制原则

1. 实验室资质及环境要求　实验室应具有执业许可备案登记，具备检测设备和分析过程正常运行的空间，有良好的通风和照明。根据实验方法和设备的不同，实验室应符合相应设备和操作环境需求。

2. 设备器材　实验室具备 HPV 检测所需的各种设备和试剂，且使用的分析仪器和主要的辅助设备、试剂应有国家药品监督管理局批准和注册证书。所用物品和（或）试剂在有效期内，主要检测设备定期校准。

3. 人员资质　实验室相关人员应掌握 HPV 检测的相关知识和技术。采用聚合酶链反应（polymerase chain reaction，PCR）方法的检测人员应经过培训，并有行政管理部门颁发的上岗证。对实验室技术人员的学历或工作经验也要有一定的规

定和要求，出具分子诊断报告的实验室技术人员应有执业医师资质；实验室负责人的职称、实验室技术负责人的学历及工作经验都要符合当地卫生行政部门对临床核酸扩增实验室相应的要求。

4. 相关资料　有操作流程图，检测按照产品说明书要求进行，建立标准操作规程（standard operation procedure，SOP）。每一次实验，实验室都要留存原始实验记录。检测报告关键信息应突出显示，详细描述。有检测结果登记表和样品交接登记。

5. 质量控制　有室内质量控制，有每月质量总结报告，检测项目应通过国家或区域质量控制中心的室间质量评估或实验室比对，并附有原始实验结果的比对报告。

（二）宫颈癌筛查 HPV 质量评估标准

为推动宫颈癌筛查工作规范实施，完善宫颈癌筛查质量控制与评估机制，进一步提高筛查质量，中国疾病预防控制中心妇幼保健中心制定了《宫颈癌筛查质量评估手册（2022 年版）》。通过对宫颈癌筛查的各环节进行质量控制与评估，及时发现筛查工作中存在的问题，为进一步规范筛查工作提出改进建议，提升宫颈癌筛查工作的管理和服务质量。

关于 HPV 核酸检测的质量评估标准及内容见表 1-1。

表1-1　HPV 检测评估表

评估地点：_____　评估时间：_____

得分：_____

评估内容	评估标准	分值	评估方法	评分标准	得分	备注
人员要求（10分）	至少 2 人，采用 PCR 方法检测的应有行政管理部门颁发的上岗证（10分）	10	现场观察，访谈医务人员	只有 1 人，扣 5 分；采用 PCR 方法检测时人员均无行政管理部门颁发的上岗证，扣 5 分		
执业许可（30分）	有辖区行政管理部门批准的 HPV 检测项目的许可（可以为认证书，也可以为相关文件）（10分）	30	现场观察，访谈医务人员	无行政管理部门批准的 HPV 检测项目的许可，扣 10 分		
	如果为 PCR 检测方法，必须有 PCR 实验室认证，检测内容必须包括 HPV 扩增项目（20分）			采用 PCR 方法的，无 PCR 实验室认证，扣 10 分		
				PCR 实验室检测内容不包括 HPV 扩增项目，扣 10 分		
工作流程（10分）	有检测操作流程图（10分）	10	现场观察，查阅相关资料	无相关流程图，酌情扣分，扣完为止		

续表

评估内容	评估标准	分值	评估方法	评分标准	得分	备注
检测 环境 （10分）	设备定期校验，有校准证书，有定期维护记录（5分）	10	现场观察	设备未定期校验，扣5分；无校准证书，扣2分；无定期维护记录，扣2分		
	房间设置合理（5分）			房屋设置不合理，酌情扣分，扣完为止		
质量 控制 （40分）	有室内质量控制（10分）	15	现场观察，查阅相关资料	无室内质量控制，扣10分		
	有每月总结报告（5分）			无每月总结报告，扣5分		
	采用PCR方法检测的，应通过国家或区域质量控制中心的室间质量评估或比对，并有比对报告（25分）	25		未参加室间质量评估或比对，扣25分（不使用PCR检测方法的，可不进行室间质量控制，该项不扣分） 无室间比对报告，扣20分		
工作 内容 （40分）	检测按照产品说明书要求进行，报告即时反馈（2周）（10分）	40	现场观察，查阅相关资料	2周之内未反馈报告，扣10分		
	建立HPV实验室SOP（10分）			未建立SOP，扣10分		
	SOP制定合理（10分）			SOP不合理，酌情扣分，扣完为止		
	按照所制定的SOP实施（10分）			未按照所制定的SOP开展工作，酌情扣分，共10分，扣完为止		

续表

评估内容	评估标准	分值	评估方法	评分标准	得分	备注
相关资料（10分）	有检测结果登记表（电子版、纸质均可）及标本交接登记（10分）	10	现场观察，查阅相关资料	无标本交接登记，扣5分；无检测结果登记表，扣5分 项目检测结果与其他检测结果登记未分开，扣3分		
得分		150				

专家总体意见：

一、亮点

二、问题与不足

三、建议

专家签字：

1. 基本要求　HPV 检测实验室应当根据各自条件，制定环境、安全、人员、仪器设备及试剂、耗材等方面的相关文件及管理制度，应建立包含检测全过程的标准操作程序，包括但不限于标本采集、运送、保存、标本前处理、核酸提取、核酸检测、结果报告和解释、仪器设备维护、质量控制、复检流程及防污染措施等。

基于非基因扩增技术开展 HPV 核酸检测的医疗机构和第三方检测机构需依据《病原微生物实验室生物安全管理条例》（国务院令第 424 号）有关规定，具备经过卫生行政部门审核备案的生物安全二级及以上实验室条件。独立设置的医学检验实验室还应当符合《医学检验实验室基本标准（试行）》《医学检验实验室管理规范（试行）》等要求，在卫生行政部门进行相应的技术审核和登记备案，才能开展检测。

基于基因扩增技术开展 HPV 核酸检测的医疗机构和第三方检测机构在满足如上要求的基础上，还需符合《医疗机构临床基因扩增检验实验室管理办法》（卫办医政发〔2010〕194 号）的有关规定，具备临床基因扩增检验实验室条件。

2. 性能验证　HPV 核酸检测实验室应建立标准操作流程，并在开展临床检测前及检测过程中发现与检测系统可能相关的影响检测结果的问题时，均应针对有注册证的检测系统进行性能验证，包括：定量检测方法和程序的分析性能验证内容至少应包括精密度、准确度、线性、测量和（或）可报告范围及抗干扰能力等；定性检测项目验证内容至少应包括测定下限、特异性、准确度、抗干扰能力、交叉反应等。针对实验室自行研发使用的试剂，则应完成更加完善的性能确认实验。应对所有检测型别进行性能验证，尤其针对中国人群常见型别，至少包括 HPV 16、18、52、58 等。

3. 质量控制　　基于基因扩增技术开展 HPV 核酸检测的实验室应按照《医疗机构临床基因扩增检验工作导则》建立质量控制程序。质量控制分为室内质量控制和室间质评：

（1）室内质量控制：每批检测至少应包含 1 份阴性质量控制品和 1 份阳性质量控制品。阳性质量控制应包含常见的高危型 HPV（如 HPV 16、18、52、58 等）中的一种或多种。阴性和阳性质量控制均应参与从提取到扩增检测的全过程，建议使用弱阳性质控品。

（2）室间质评：实验室应参加国家级或省市级临床检验中心组织的室间质评，每年至少 2 次。室间质评不能涵盖的项目，需要采取替代方案，进行不同实验室间的比对。

另外，实验室内部使用 2 套及 2 套以上检测系统（设备等）检测同一项目或不同操作人员检测同一项目时，应定期进行数据比对，表明其检测结果的一致性。当发生以下情形时，实验室需要进行不定期比对，包括但不限于：

①试剂更换新批号前必须进行旧批号试剂和新批号试剂的比对实验。

②若设备发生故障，需在设备维修后先通过校准或质量控制等确定设备性能合格，再对之前检测的标本进行比对实验。

③若质量控制结果失控，如失控之前已进行患者标本检测，则需进行比对实验，以评估失控对之前结果的影响。

④进行实验室检查时，按照要求进行人员、方法或设备间的比对实验。

总之，为确保 HPV 核酸检测结果的准确性，在核酸检测过程中，对分析前、分析中、分析后多个环节进行质量控制管理至关重要，可有效避免实验室假阴性或假阳性结果的出现。同时，在开展临床检测之后，需要定期对重要的性能指标进行评估，实验结果及评估记录需做归档。另外，还需建立与临床医生的沟通机制，定期评估实验室结果与临床诊断的符合率。

第三节　细胞学检查技术及质量控制

我国《子宫颈癌综合防控指南》第 2 版建议一般风险女性的筛查起始年龄为 25～30 岁，宫颈细胞学可用于高危型 HPV 阳性人群的分流及与高危型 HPV 检测联合筛查。这种宫颈癌筛查模式的转变赋予细胞学检查更多的责任。在宫颈癌筛查及临床管理中，如果细胞学检查能够提供准确的分类结果，就能够对发生宫颈癌的风险阈值界定提供可靠的依据。规范的宫颈细胞学筛查技术及严格的质量管理是实现这一目标的基础。以下遵照细胞学检查的技术流程，即取材→制片→染色→阅片→报告的技术规范及相关质量控制进行阐述。

一、标本采集及技术规范

（一）标本采集前的准备

1. 受检者

（1）最好在月经的后半周期（第 15～25 天）进行标本采集。在这个时间段采集的宫颈标本既能避免经血的干扰，又能避免大量子宫内膜细胞在涂片中出现引起的鉴别诊断问题，还易于发现异常脱落的子宫内膜细胞（尤其是对 ≥ 45 岁女性）。

（2）受检者在标本采集前至少 48 h 内不能阴道灌洗或用药，采集前 24 h 不应有性行为，以免丢失能够代表病变的细胞。

2. 取材医生

（1）填写好送检申请单。送检申请单应包含以下内容：受检者年龄、末次月经和取材日期、疾病史［尤其是妇科病史（包括有无用避孕器或避孕药）］以及正在进行或进行过的治疗（包括激素替代治疗）。如果以前做过细胞学检查，应填写检查结果。

（2）选择取材工具。大量研究显示扫帚形塑料（聚丙烯）宫颈刷能取到的细胞量多而且成分全，因此已广泛被用做取材工具。对于严重萎缩的宫颈，可以采用塑料刮板联合宫颈管刷取材。各种拭子或塑料刮板很难取到宫颈管细胞，棉制或木制拭子上的细胞很难被转移出来，已逐渐被淘汰（图1–1）。

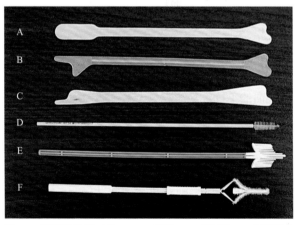

图1-1　不同的取材工具。A—C 刮板；D. 细胞刷；E. 宫颈刷或 Papette；F. Accellon Combi 装置（引自：Mayeaux EJ，Thomas Cox JT. 现代阴道镜学：第 3 版. 魏丽惠，赵昀，主译. 北京：北京大学出版社，2016：37.）

（3）准备窥器、标本保存液小瓶（采用液基制片技术者）、载玻片（采用传统涂片技术者）和95% 乙醇固定液（采用传统涂片技术者）。

（4）按送检申请单编号和姓名标记好标本保存液小瓶或载玻片。

（二）标本采集

1. 方法　用窥器充分暴露宫颈，将扫帚形取材刷的尖端伸入宫颈管内，两侧紧贴宫颈外口，确保刷毛能完全接触到宫颈。柔和地向前抵住刷毛并向单一方向旋转，一般旋转 2～3 周后将取材器取出。立即转移取材器上的标本至保存液小瓶中（做液基涂片者），或立即将取材器上的标本转移到载玻片上（做传统巴氏涂片者）。

2. 技术规范

（1）不能用润滑剂润滑窥器。润滑剂既影响细胞脱落，又影响巴氏涂片染色。必要时可用温水润滑窥器。

（2）上窥器后注意观察宫颈，如果有黏液、血液和分泌物，可轻轻用棉纱擦去，不能清洁或擦洗宫颈。

（3）取材前不能对宫颈做任何检查，不能做醋酸及 Lugol 碘试验。

（4）取材器要对宫颈有一定压力，旋转取材器时切忌来回转动。如果在旋转取材器的过程中发现宫颈有渗血，应立即停止旋转，以免导致出血。血液不但污染标本，还会稀释标本，影响标本质量。

（5）取材部位要包括宫颈鳞－柱交界部（转化区）及宫颈管。转化区是宫颈癌及癌前病变的好发区域。对于绝经后女性，要重视宫颈管取材，因转化区可能上移入宫颈管内。此外，如果发现宫颈及宫颈外任何可疑病变部位，都应该取材。

（6）采用膜式液基制片仪制片者，要求将取材刷上的标本充分涮入保存液瓶中后弃去取材器。采用沉降式和离心甩片式液基制片仪者，可以把取材刷头卸下并直接放入细胞保存液瓶中。将标本转移到保存液小瓶后立即盖上瓶盖并拧紧。

（7）采用传统制片方式者，标本转移规范见本节"三、标本的制作方法、技术规范及质量要求"。

3. 标本质量要求　标本标记明确，标本信息与送检申请单匹配，送检申请单填写清晰、完全，所取细胞量满足要求，细胞成分全。

二、标本的传送及接收

1. 标本采集好后应及时送到细胞学实验室。

2. 传送标本及细胞学实验室接收标本人员应仔细核对传统涂片或液基标本容器的标识是否与送检申请单匹配。

3. 对不合格标本（标识错误、不清晰或涂片破损者）拒绝接收。

4. 清点标本并填写接收标本记录。对于不合格标本，需要填写标本退回记录。

三、标本的制作方法、技术规范及质量要求

标本制作有两种方法——传统涂片和液基制片。

（一）传统涂片

由取材医生完成，是将标本直接从取材器上转移到载玻片上。

1. 方法　取材后立即将取材器在标记好的载玻片上从左到右（或从右到左）一次性涂抹。涂好后立即放入 95% 乙醇固定液中固定。

2. 技术规范　涂抹要快、薄、均匀，切忌来回涂抹，切忌涂抹覆盖涂片标记区域。涂片固定要即时，固定时间不应短于 15 min，固定液乙醇浓度不应低于 90%。

（二）液基制片

本方法是采用液基制片仪器制片。制片前必须先将取材器上的标本转移到标本保存液中，然后才能在制片仪中制作涂片。

1. 流程　我国生产的液基制片仪种类繁多，如膜式、沉降式和离心甩片式等，但所有这些类型的

制片仪都有相同的制片流程，即将取材器上的标本转移到标本保存液中→去除标本中过多血液和黏液→混匀标本→定量提取标本→将标本转移到载玻片上，制成涂片→固定涂片。

2. 技术规范　上述制片流程中任何一个环节出现问题都会影响制片质量。应注意以下规范：①标本转移一定要完全。采用沉降式和离心甩片式制片仪者，盛有标本刷的保存液瓶要充分旋涡振荡，使取材刷上的细胞充分释放到标本保存液中。采用膜式制片仪者要求取材医生将标本充分涮入保存液瓶后弃去取材刷。②所有保存液中的标本应在标本保存期内完成制片。③制片过程中严格按照操作程序进行：一定要处理过多的血液及黏液，以免堵塞过滤膜、加样管或覆盖细胞；标本要充分混匀，避免取样偏差。④制好的涂片要立即潮湿固定。对潮湿固定的标本行巴氏染色后细胞核结构显示清晰。采用的固定液及固定时间同传统涂片。⑤制片后注意保留剩余液基标本，以备重复制片，或做分子生物学检测使用。⑥液基制片仪器应定期维护，以免影响制片效果。

（三）涂片质量要求

1. 涂片中几乎没有或很少有血液或黏液覆盖上皮。
2. 细胞均匀分布，很少重叠。
3. 细胞成分齐全，应包括宫颈管腺细胞和鳞状化生细胞。

4. 鳞状上皮细胞数量符合宫颈细胞学 TBS 报告系统要求（见标本质量评估）。

四、巴氏染色方法、技术规范及质量要求

宫颈细胞学涂片要求采用巴氏染色方法进行染色。巴氏染色细胞分化特征显示较明确，细胞核结构清晰。

（一）巴氏染色方法

将固定好的涂片从 95% 乙醇固定液中取出→用自来水清洗 3 次（2～3 min），洗去涂片上残留的乙醇→进入苏木素染液染色（3 min 左右）→用自来水清洗 3 次（2～3 min）→进入 0.1% 稀盐酸溶液中分化（2～4 s）→用自来水清洗 3 次（2～3 min）→在 1% 碳酸锂溶液中返蓝（30 s）→用自来水清洗 3 次（2～3 min）→依次进入① 95% 乙醇清洗（1 min），② 95% 乙醇清洗（1 min），③ 95% 乙醇清洗（1 min）→进入橘黄染液染色（30～60 s）→依次进入①、②和③ 95% 乙醇清洗（各 1 min）→进入 EA50 染液染色（3 min 左右）→依次进入①、②和③ 95% 乙醇清洗（各 1 min）→依次进入① 100% 乙醇脱水（1 min），② 100% 乙醇脱水（1 min），③ 100% 乙醇脱水（1 min）→依次进入①二甲苯透明（1 min），②二甲苯透明（1 min），③二甲苯透明（1 min）→

用树胶和盖玻片封固染好的涂片。

（二）技术规范

1. 进行巴氏染色前涂片应使用 95% 乙醇充分固定。

2. 苏木素染液是水溶剂，涂片在染色前后应用水清洗。

3. 橘黄 G 和 EA50 是用乙醇配制的染液，应在染色前后均用 95% 乙醇清洗。

4. 橘黄 G 易着色，需严格掌握染色时间。

5. 染色架每次出染液或洗液时都应将液体滴干。

6. 染色时间长短应根据室温、水温的变化及染液所染过的涂片量多少而有所变化。

7. 染好后的涂片应立即用盖玻片和树胶封固，不要在乙醇中过度停留，以免褪色。如未即时封固，则不应暴露在空气中，以免灰尘落入。

8. 盖玻片要保持清洁，无杂质。

9. 染液应新鲜，染液、乙醇清洗液和二甲苯液应定期过滤和更换，一般 500 ml 染液及清洗液仅能染 500～600 张涂片。

10. 盛染液及清洗液的容器应密闭，避免挥发。

（三）质量要求

1. 染色不能过深或过浅。

2. 细胞质和细胞核着色分明，细胞结构清晰，易于辨认。

3. 涂片背景中无杂质。

4. 封片无死角，无气泡。

五、阅片及报告

（一）阅片技巧

在光学显微镜 10 倍物镜下筛选，40 倍物镜下判读。左手保持微调，观察整张涂片的所有细胞，不能漏视野，若发现异常细胞要标记，依据病变最重的细胞进行细胞学分类。

（二）判读及标准

依据宫颈细胞学 TBS 报告系统标准判读，判读内容包括标本质量评估和判读结果两部分。

1. 标本质量评估　满意的标本涂片要有明确的标记，有足够数量的结构清晰的鳞状上皮细胞，常规涂片至少有 8000 个，液基涂片至少有 5000 个，而对于绝经萎缩、放疗和化疗后、子宫切除后的女性，涂片中保存好的鳞状细胞可以少至 2000 个。如果达不到上述对鳞状细胞质量和数量的要求，则判读为不满意标本。对于不满意标本，如果需要重复取材，应在 4 个月内完成，以免延误病情。

2. 判读结果　总体上分为以下三大类：

（1）未见上皮内病变细胞和恶性细胞（negative

for intraepithelial lesion or malignancy，NILM）：这类强调的是涂片的阴性性质，包括病原体和非肿瘤细胞发现。细胞学能够识别的病原体类型有提示细菌性阴道病的阴道菌群转变（图 1-2），放线菌（图 1-3）、真菌（图 1-4）、滴虫（图 1-5）、单纯疱疹病毒（图 1-6）及巨细胞病毒感染。非肿瘤细胞发现包括反应性细胞改变和非肿瘤细胞变化。反应性细胞改变有炎性反应性改变（图 1-7）、放疗引起的反应性改变（图 1-8）及宫内节育器引起的反应性改变（图 1-9）。非肿瘤细胞变化有萎缩（图 1-10）、鳞状细胞化生（图 1-11）、角化反应（图 1-12）、输卵管上皮细胞化生及与妊娠相关的反应性细胞改变。

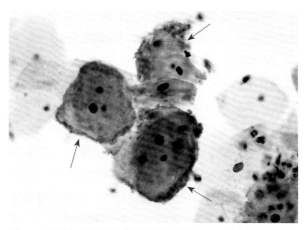

图 1-2　提示细菌性阴道病的阴道菌群转变——线索细胞。视野中间可见 3 个中层鳞状细胞（红色箭头）的细胞质和细胞膜上的短小球杆菌分布非常均匀，形成线索细胞

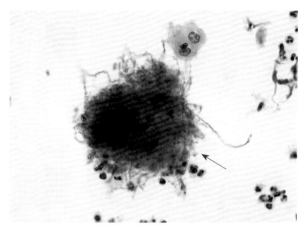

图1-3 放线菌。图中放线菌群（红色箭头）呈紫蓝色、棉絮状，周围有肿胀的菌丝。多见于放置宫内节育器女性的宫颈细胞学涂片

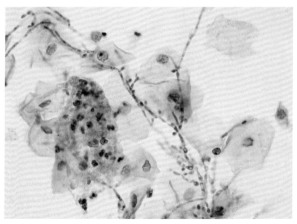

图1-4 白假丝酵母菌。图中白假丝酵母菌的菌丝呈紫红色树枝状，米粒状的孢子紧贴在菌丝上

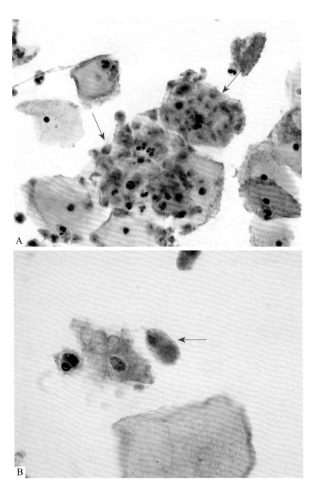

图 1-5　滴虫。A. 视野中有一群圆形、卵圆形的蓝灰色滴虫（红色箭头）。虫体中可见蓝色梭形偏位核，虫体大小与中性粒细胞大小相似或略大。B. 视野中部见一个较大的滴虫（红色箭头），虫体大小与鳞状上皮外底层细胞大小相似

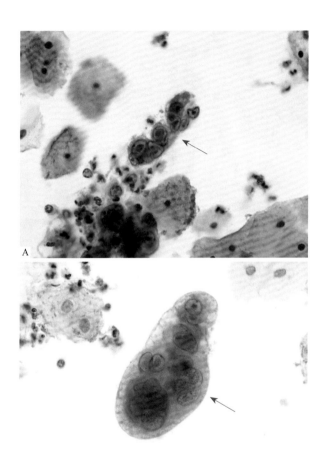

B

图 1-6　单纯疱疹病毒。A. 视野中部可见一小群鳞状上皮细胞（红色箭头），细胞核内有嗜碱性病毒包涵体。B. 视野中有一个大的多核细胞，在细胞中下方多个核呈磨玻璃状镶嵌在一起，在细胞顶部 2 个核内可见包涵体

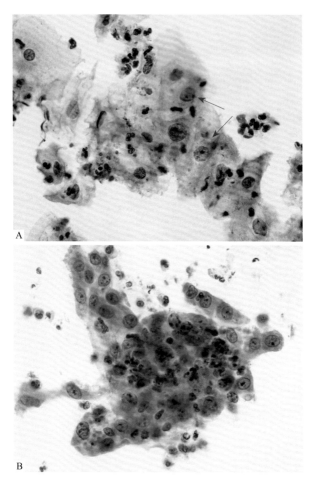

图 1-7 炎性反应性改变。A. 视野中鳞状上皮细胞胞质多彩，核略增大，有的可见核仁（红色箭头），细胞群中及背景中有炎症细胞浸润。B. 可见修复细胞片，其中有炎症细胞浸润

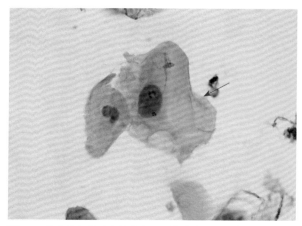

图 1-8 放疗引起的反应性改变。一位放疗后女性宫颈涂片。视野中有一个鳞状细胞明显增大（红色箭头），细胞核大，核染色质结构模糊，近细胞膜处胞质空化

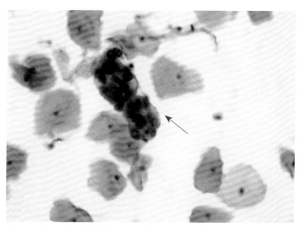

图 1-9 宫内节育器引起的反应性改变。一位放置宫内节育器女性的宫颈涂片。视野中部可见一个三维立体腺细胞团（红色箭头），细胞团中细胞核偏位，可见胞质内空泡

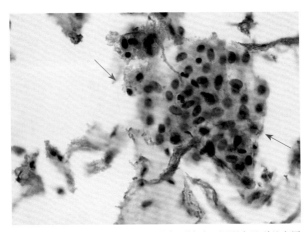

图 1-10　萎缩。一位绝经后女性的宫颈涂片。视野中见副基底层鳞状细胞片（红色箭头）及单个散在的副基底层鳞状细胞（绿色箭头）

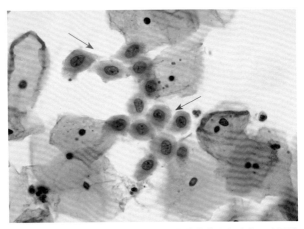

图 1-11　不成熟鳞状化生细胞。不成熟鳞状化生细胞位于表层鳞状细胞中间（红色箭头），细胞大小与副基底层鳞状细胞相似，有的细胞可见胞质突起（绿色箭头）

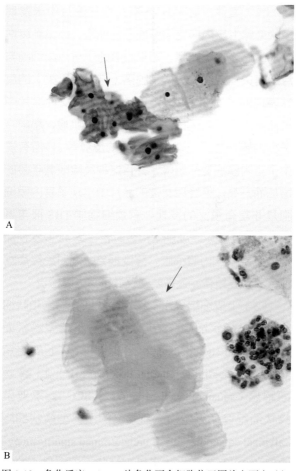

图 1-12　角化反应。A. 一片角化不全细胞位于图片左下方（红色箭头），胞质厚实，细胞明显小于右上方的表层鳞状细胞。B. 视野中有一片过度角化细胞（红色箭头），细胞大小及形态与表层鳞状细胞相同，但没有细胞核，在细胞核的部位留有空晕

（2）其他：指在 ≥ 45 岁女性的涂片中未发现鳞状或腺上皮内病变细胞或恶性细胞，但见到良性表现的子宫内膜细胞。如果脱落的子宫内膜细胞与月经有关，应注明。异常脱落（与月经无关）的良性表现的子宫内膜细胞出现在 ≥ 45 岁女性涂片中虽然多为子宫内膜良性改变（如子宫肌瘤、息肉、子宫内膜增生、对宫内节育器的反应等），但有发生子宫内膜病变的风险，并且这种风险随着年龄的增加而升高。绝经后女性的涂片中出现子宫内膜细胞是非常有意义的发现。宫颈细胞学 TBS 报告系统（2014）要求，细胞学检查时若在 ≥ 45 岁女性涂片中见到子宫内膜细胞，需要报告；而对绝经后女性，不但要报告，还需要建议做子宫内膜检查。

（3）上皮细胞异常：包括鳞状细胞异常和腺细胞异常。鳞状细胞异常分为 3 类：不典型鳞状细胞（atypical squamous cell，ASC）、鳞状上皮内病变（squamous intraepithelial lesion，SIL）和鳞状细胞癌（squamous cell carcinoma，SCC）。不典型鳞状细胞包括无明确诊断意义的不典型鳞状细胞（atypical squamous cell of undetermined significance，ASC-US）及不能排除高级别鳞状上皮内病变的不典型鳞状细胞（atypical squamous cell-cannot exclude HSIL，ASC-H）。鳞状上皮内病变包括低级别鳞状上皮内病变（low-grade squamous intraepithelial lesion，LSIL）和高级别鳞状上皮内病变（high-grade squamous intraepithelial lesion，HSIL）。腺细胞异常主要来自宫颈管和子宫内膜，还有一些不能明确来源。腺细胞来源不同，分类也有所不同。宫颈管腺细胞异常和不能明确来源的腺细胞异常判读分为 4 类：不典型腺细胞，无其他具体指定或在注释中具体指定（atypical glandular cell-NOS or specify in comment，AGC-NOS）、不典型腺细胞倾向瘤变（atypical glandular cell favor neoplastic，AGC-FN）、原位腺癌（adenocarcinoma in situ，AIS）和腺癌。子宫内膜腺细胞异常仅分为 AGC-NOS 和子宫内膜腺癌。

（三）结果报告

1. 报告内容

（1）标本类型：说明是传统涂片、液基涂片还是其他类型涂片。

（2）标本质量：评估标本质量满意还是不满意。如果是满意的标本，还需进一步说明是否有宫颈管细胞和鳞状化生细胞。

（3）判读结果（需符合 TBS 分类中的一种类型）。如在判读过程中采用了辅助细胞学检测技术，如 p16/Ki-67 双染或计算机辅助阅片技术等，需要在报告中说明采用的辅助技术类型以及所得结果。

（4）提出适当建议（建议应该明确，与专业组织出版的临床随访指南一致）。

2. 报告发放制度

（1）资质：细胞学医师对最终细胞学报告负责。

（2）时间：一般在收到标本后 48 h 内，最长不应超过 2 周。

3. 报告质量评估

（1）初筛人群：ASC–US 与 SIL 比值应小于 3 : 1，ASC–H 与 ASC 的比值应小于 1 : 10，AGC 的报告率应小于筛查人群的 1%。细胞学报告阳性率随人群不同而有所不同，宫颈癌发病率高的地区细胞学筛查的阳性率可高达 15% 以上，宫颈癌发病率低的地区细胞学筛查的阳性率可低于 5%。但无论细胞学筛查阳性率的高低，ASC–US 与 SIL 的比值及 ASC–H 与 ASC 的比值相对恒定。

（2）随访结果：细胞学分类不同，高危型 HPV 阳性率不同，CIN 2+ 发生率也不同。从 ASC–US → LSIL → ASC–H → HSIL+ 高危型 HPV 阳性率及 CIN 2+ 发生率随着分级的升高而上升（表 1–2）。

表 1–2　鳞状上皮细胞异常随访结果

	ASC-US	LSIL	ASC-H	HSIL
高危型 HPV 阳性率（%）	30 ~ 60	70 ~ 85	> 70	> 90
CIN 2+ 发生率（%）	3 ~ 15	14 ~ 20	30% ~ 40	55 ~ 66（活检） 84 ~ 97（活检 +LEEP 术后）

AGC 的高危型 HPV 阳性率一般在 25% 左右，发生癌前病变和癌的风险较高（表 1–3），尤其癌的发生率高，与癌前病变不成比例。

表 1-3 腺细胞异常随访结果

腺细胞异常类型	HSIL、AIS、浸润癌发生率（%）
AGC、HPV 未知	14 ~ 16
AGC-NOS、HPV	约 20
AGC-FN、HPV+	55

4. 报告质量控制

（1）每人每天阅片数量不应多于 100 张。过多阅片会造成视力疲劳，进而导致漏诊。

（2）报告发出前抽查至少 10% 的阴性涂片，对于高危型 HPV 阳性者或有下生殖道异常症状和体征者的阴性涂片，应 100% 复查。

（3）对于初筛发现的阳性涂片，应由细胞学医师审核后签字发出报告。

（4）有条件的实验室随访高危型 HPV 检测和组织病理结果。复习细胞学不一致涂片，以明确是否修正原始诊断。

六、实验室质量控制档案

（一）制片室管理文档

1. 具备各种操作规程文档，如标本接收制度、液基制片规程、涂片固定规程、巴氏染色规程、标本储存制度等。

2. 应有实现各种操作规程的实时记录，如标本接收记录，不合格标本退回记录，染液配制（购买）记录，每天制片记录（起始号、结束号），固定液、染液及洗液更换记录，试剂（包括危险化学品）及医疗废弃物处理记录，以及各种耗材使用记录、消毒记录、仪器校准及维修记录。

（二）报告管理文档

包括报告发放记录、不满意标本记录、阳性涂片复审记录、阴性涂片抽查记录及判读结果每月统计记录（上皮细胞异常率、ASC-US 与 SIL 的比值、细胞学各类别 HPV 阳性率以及能够随访到的组织学结果等）。

（三）涂片储存

发报告后涂片要在晾片板中晾干后储存，应在特制的涂片柜（盒）中存储涂片，避光，保持干燥。阳性涂片应长期保存，阴性涂片至少保存 1 年（中华病理学会细胞学组规定）。

七、室间质量控制

由宫颈癌筛查管理部门和细胞学专家团队定期对参加宫颈癌筛查的实验室进行考核、工作调研和业务督导。

1. 实地考察工作环境及设备、人员资质、工作流程及标本储存状况。

2. 查看操作规程、实验室质量管理记录及细胞学报告。

3. 涂片质量和判读能力考查（抽查被考核实验室涂片，并携带涂片，考核被考核实验室医师的阅片能力）。考核结果应满足以下标准：①涂片满意率不低于95%。②报告书写合格率不应低于90%。③阳性涂片复查符合率不应低于85%（结果判读相差小于两个级别）。④阴性涂片复查符合率不应低于98%。

参考文献

[1] NAYAR R. WILBER D C. The Bethesda System for reporting cervical cytology. Definitions, criteria, and explanatory notes [M]. 3 rd ed. New York: Springer-Verlag, 2015: 30-259.

[2] PAN Q J, HU S Y, GUO H Q, et al. Liquid-based cytology and human papillomavirus testing: a pooled analysis using the data from 13 population-based cervical cancer screening studies from China [J]. Gynecologic Oncology , 2014, 133: 172-179.

[3] 魏丽惠，吴久玲 . 子宫颈癌检查质量保障及质量控制指南 [M]. 北京：人民卫生出版社，2015: 65-86.

[4] PERKINS R B, GUIDO R S, CASTLE, PE, et al. 2019 ASCCP risk-based management consensus guidelines for abnormal cervical cancer screening tests and cancer precursors [J]. J Low Genital Tract Dis, 2020, 24 (2): 102-131.

[5] EGEMEN D, CHEUNG L C, CHEN X, et al. Risk estimate supporting the 2019 ASCCP Risk-Based Management Consensus Guidelines [J]. J Low Genit Tract Dis, 2020, 24: 132-143.

[6] 李明珠, 魏丽惠, 隋龙, 等. 中国子宫颈癌筛查指南 (一) [J]. 中国妇产科临床杂志, 2023, 24 (4): 437-442.

[7] 王临虹, 赵更力. 子宫颈癌综合防控指南 [M]. 2 版. 北京: 人民卫生出版社, 2023.

[8] WHO. WHO guideline for screening and treatment of cervical pre-cancer lesions for cervical cancer prevention. 2nd edition [EB/OL]. [2022-11-22][2023-10-20].

[9] 国家卫生健康委. 宫颈癌筛查工作方案 (2022 年). [2021-12-31] http://www.nhc.gov.cn/.

[10] 陈飞, 王华庆, 赵方辉. 中国子宫颈癌三级规范化防治蓝皮书 [M]. 北京: 人民卫生出版社, 2023.

[11] 中华预防医学会肿瘤预防与控制专业委员会, 中国医师协会妇产科医师分会阴道镜与宫颈病变专业委员会, 中国优生科学协会阴道镜和子宫病理学分会, 等. 人乳头状瘤病毒核酸检测用于宫颈癌筛查中国专家共识 (2022) [J]. 中华医学杂志, 2023, 103 (16): 1184-1195.

[12] 李金明. 实时荧光 PCR 技术 [M]. 2 版. 北京: 科学出版社, 2016.

[13] 王新宇, 程蓓, 程易凡, 等. 浙江省子宫颈癌检查技术质量控制规范专家共识 (2022 版) [J]. 浙江医学, 2022, 44 (24): 2583-2590.

[14] 中国疾病预防控制中心妇幼保健中心. 宫颈癌筛查质量评估手册 (2022 年). [2021-11-10] https://www.chinawch.org.cn/.

[15] 魏丽惠, 赵昀, 谢幸, 等. 妊娠合并子宫颈癌管理的专家共识 [J]. 中国妇产科临床杂志, 2018, 19 (2): 190-192.

[16] MAYEAUX, EJ Jr, THOMAS LOX J [M]. 现代阴道镜学. 3 版 [M]. 魏丽惠, 赵昀, 译. 北京大学医学出版社, 2016.

| 第二章 |

宫颈癌筛查异常的管理

对宫颈癌筛查结果异常管理的目的是经过进一步检查，将其中有可能为癌前病变和早期浸润癌的女性经过进一步分流或阴道镜检查及活检病理确诊，并对其进行治疗，以降低浸润性宫颈癌的发生。目前经过循证医学研究，已被多个学术指南纳入，明确需要转诊阴道镜检查的有：① HPV 检测为高危型 HPV 16 及 18。②细胞学检查在 ASC–H 及以上。

筛查异常中需要分流的情况主要为：①除高危型 HPV 16 及 18 需直接转诊阴道镜检查外，其他 12 种高危型 HPV 阳性者。②细胞学检查为无明确诊断意义的不典型鳞状细胞（ASC–US）者。

第一节　宫颈癌筛查终点及异常管理原则

一、宫颈癌筛查终点

宫颈癌筛查的终点是发现宫颈癌前病变和早期宫颈癌。《中国子宫颈癌筛查指南（一）》也明确提出"同等风险，同等管理"的原则。根据 2019 美国阴道镜和宫颈病理学会（ASCCP）指南，推荐以 CIN 3 及以上病变（CIN 3+）的风险作为主要临床终点。原因如下：① CIN 2 在进行人工判读时更容易出现诊断不一致的现象。②大部分 CIN 2 可逐渐自然消退。③与 CIN 2 相比，CIN 3+ 人群中的 HPV 型别分布特征更接近宫颈癌。2019 ASCCP 指南进一步将管理建议与当前对 HPV 自然史和宫颈癌发生的认识联系起来。将当前筛查结果与既往筛查史结合，评估当前和未来 5 年发生 CIN 3+ 的风险。对于风险逐渐增加的患者，建议进行更频繁的监测、阴道镜检查和治疗，风险较低的患者则可以推迟阴道镜检查，以更长的监测间隔进行随访。当风险足够低时，可以回到常规筛查。目前在我国 2023 年出版的《子宫颈癌综合防控指南》第 2 版中提出仍然以 CIN 2+ 为宫颈癌筛查终点。

二、目前我国推荐的筛查后管理原则

根据不同初筛方法采取不同的管理策略。当宫颈癌筛查中采用以 HPV 检测或细胞学检查为主要筛查方法时，其检的临界异常，如高危型 HPV 阳性或细胞学检查结果为无明确诊断意义的不典型鳞状细胞（ASC-US），由于其发生高级别鳞状上皮内病变及以上（HSIL+）的风险达不到直接转诊阴道镜检查的阈值，为了避免对不必要转诊阴道镜检查人群的过度检查，建议对于这一人群采用更高特异性的方法进行分流检测。

1. HPV 检测初筛后的管理

（1）HPV 检测阴性者，每 5 年复查一次。

（2）对于初次检出的高危型 HPV 阳性者，采取以下方案。

① HPV 16 阳性，无论其细胞学检查结果如何，均达到转诊阴道镜检查的阈值，建议转诊阴道镜检查。

② HPV 18 阳性，细胞学检查分流未见异常者，虽然其即刻 HSIL+ 风险达不到立即转诊阴道镜检查的阈值，但由于其患癌前病变和宫颈癌的风险高，所以也建议无论其细胞学检查结果如何，均转诊阴道镜检查。

以上两种情况在转诊阴道镜检查前或阴道镜检查的同时，对于未行细胞学检查者，应行细胞学检查，以便更好地对其风险进行进一步分层。

③对于 HPV 检测中初次检出的非高危型 HPV 16/18 阳性，因其达不到转诊阴道镜检查的阈值，建议进行进一步的分流检查，常用的分流检查方法为细胞学检查。另外，也可用醋酸试验目视检查 / 卢戈碘液目视检查（VIA/VILI）进行分流，但现在此法使用较少。对于任一分流结果阳性者，均应转诊阴道镜检查。

（3）对于既往高危型 HPV 检测阳性者，本次筛查无论哪一种亚型 HPV 阳性，均建议转诊阴道镜检查。

高危型 HPV 检测初筛后的管理流程见图 2-1。

2. 细胞学检查初筛后的管理

（1）细胞学检查结果阴性人群：每3年筛查一次。

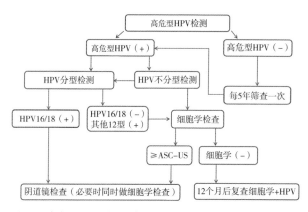

图 2-1　高危型 HPV 检测初筛后的管理流程

（2）细胞学检查结果＞ ASC-US 人群：直接转诊阴道镜检查。

（3）细胞学检查结果为 ASC-US 人群

①首选 HPV 检测分流，高危型 HPV 阳性者建议转诊阴道镜检查。

② HPV 检测阴性的 ASC-US 女性，因患 CIN 2+ 的风险低，推荐筛查间隔为 3 年，行细胞学 +HPV 联合检测。

细胞学检查初筛后的管理流程见图 2-2。

3．HPV 检测联合细胞学检查筛查后的管理

（1）HPV 检测阴性、细胞学检查阴性者，间隔 5 年筛查。因 HPV 检测及细胞学检查筛查均为阴性的女性进展为 CIN 2+ 的风险极低，推荐筛查间隔至少 5 年。

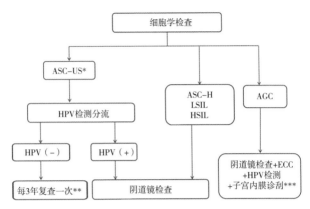

* 不能做 HPV 检测时，可行阴道镜检查。
** 若细胞学检查质量控制不足，可每 12 个月复查一次。
*** 年龄＞ 35 岁，有子宫内膜癌风险时。

图 2-2　细胞学检查初筛后的管理流程

（2）HPV 检测阳性、细胞学检查阴性。

① HPV 不分型检测阳性者，12 个月后复查。

② HPV 分型检测 16 或 18 阳性者，转诊阴道镜检查。

③ HPV 分型检测 16 或 18 阴性，其余高危型 HPV 阳性者，12 个月后复查。

（3）HPV 检测和细胞学检查结果均为阳性者，转诊阴道镜检查。

（4）HPV 检测阴性、细胞学检查异常者

①细胞学检查为 ASC-US 者，建议 3 年后复查细胞学检查 +HPV 检测。对细胞学检查医生以及细胞学检查质量控制相对不足的地区，复查间隔可为

12 个月。无随访条件者，可直接转诊阴道镜检查。

②细胞学检查＞ASC-US 者，转诊阴道镜检查。

高危型 HPV 检测联合细胞学检查筛查的管理流程见图 2-3。

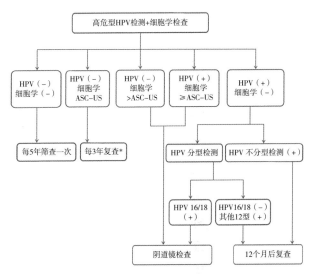

* 对细胞学检查医生以及细胞学检查质量控制相对不足的地区，复查间隔可为 12 个月。没有随访条件的，可直接转诊阴道镜检查。

图 2-3　高危型 HPV 检测联合细胞学检查筛查的管理流程

第二节　宫颈癌筛查的分流

一、HPV 初筛阳性人群的分流

（一）HPV 16、18 阳性

大量研究表明，HPV 16、18 感染后发生 HSIL+ 的近期和远期风险远远高于其他型别的感染，证明 HPV 16、18 的致癌力显著高于其他型别。在中国 7 个大区 21 家医院开展的多中心研究中发现，HPV 16 感染率在 HSIL 中约占 68.7%，在宫颈鳞状细胞癌中约占 76.7%。HPV 18 感染率在 HSIL 中约占 3.3%，在宫颈鳞状细胞癌中约占 7.8%。尽管 HPV 18 在一般人群中感染率不高，但在原位腺癌（AIS）及宫颈癌中明显升高。故如 HPV 16、18 阳性，由于其发生 HSIL+ 的风险阈值高，需要转诊阴道镜检查。

（二）非 HPV16、18 高危型 HPV 阳性

需要结合年龄及以往的筛查史，采用细胞学检查分流。

1. 如细胞学检查为 ASC–H、LSIL、HSIL 及以上人群，需要立即转诊阴道镜检查。

2. 对于细胞学检查未见异常者，建议 12 个月后复查 HPV 检测和细胞学检查。复查任一阳性者，均建议进行阴道镜检查。

3. 如为 HPV 持续感染者，即使细胞学检查正常，也应转诊阴道镜检查。

二、宫颈细胞学检查中 ASC-US 的分流

细胞学检查结果中，ASC-US 是最常见的异常类型，属于鳞状上皮细胞异常。对所有 ASC-US，既要防止过度干预，也要防止漏诊风险。

目前推荐的分流方法包括高危型 HPV 检测（分型与不分型）、6 个月后复查细胞学检查，无随访条件者直接行阴道镜检查。对于有进一步检测条件者，也可行 p16/Ki-67 双染（dual-staining，DS）分流。

早在 2001 年美国就对 ASC-US 及 LSIL 进行了分流研究，比较了三种常用分流方法（6 个月后重复宫颈细胞学检查，并对判读为 ASC-US 的患者推荐行阴道镜检查；高危型 HPV DNA 检测，结果为阳性的患者推荐行阴道镜检查；立即阴道镜检查）的有效性，结果发现这 3 种方法对 CIN 2 及 CIN 3 的检出同样安全有效，单次的 HPV DNA 检查可发现和诊断 92.4% 的 CIN 3 患者；对于推荐重复细胞学检查的患者，如以 ASC-US 为阴道镜检查阈值，为了达到同样的灵敏度（95.4%），需要 2 次随访和推荐对 67.1% 的患者行阴道镜检查；HPV DNA 检测在检出 CIN 3 时至少与立即阴道镜检查具有相同的灵敏度，但接受阴道镜检查的患者人数减少一半。

（一）高危型 HPV 检测

基于高危型 HPV 与宫颈癌前病变和宫颈癌的关系，以及高危型 HPV 核酸检测的高灵敏度和高阴性预测值的优势，高危型 HPV 核酸检测成为细胞学检查 ASC–US 者分流的首选和主要方法，可弥补细胞学检查的不足。

1. 高危型 HPV 不分型检测

（1）高危型 HPV 阳性/细胞学检查 ASC–US 者，转诊阴道镜检查。

（2）在高质量细胞学检查条件下，高危型 HPV 阴性/细胞学检查 ASC–US 者，随访观察 3 年，复查高危型 HPV 检测和细胞学检查。在细胞学检查医生以及细胞学检查质量控制相对不足的地区，复查间隔可为 12 个月。没有随访条件的，可直接转诊阴道镜检查。

在 ASC–US 女性中，高危型 HPV 阳性率为 23%～74%，提示不同 ASC–US 研究人群的高危型 HPV 阳性率有较大差异。其中＜30 岁的女性阳性率较高，且随着年龄的增加而下降。研究显示，从 ASC–US 者中检出 HSIL 的情况看，ASC–US 者中 CIN 2 及以上病变（CIN 2+）的检出率为 15.6%，其中高危型 HPV 阳性≥CIN 2+ 的检出率为 53.9%。在 Kaiser 研究的 50 943 例 ASC–US 者中，高危型 HPV 阳性组 CIN 2+（14.85% vs 1.02%）、CIN 3+

（4.95% vs 0.33%）和癌的检出率（0.15% vs 0.03%）明显高于阴性组。以上提示 ASC-US 者中 HPV 阳性者 CIN 2+ 的检出率明显高于 HPV 阴性者。

从分流效能看，高危型 HPV DNA 检测在 ASC-US 者中检出 CIN 2+ 的灵敏度为 80.18%～90.0%，特异度为 70.5%～87.59%，阳性预测值为 14.0%～34.77%，阴性预测值为 89.47%～99.2%。此外，HPV mRNA 检测对 ASC-US 患者 CIN 2+ 检出的特异度为 88.0%。

从风险阈值看，在 2019 ASCCP 指南中，高危型 HPV 阳性 ASC-US 的即时 CIN 3+ 风险为 4.5%，风险大于 4.0%，故推荐转诊阴道镜检查。因此，高危型 HPV 检测是 ASC-US 的有效分流措施，可识别 ASC-US 者中的 CIN 2+ 患者。推荐对 ASC-US 患者行高危型 HPV 检测进行分流，其中高危型 HPV 阳性者转诊阴道镜检查，可检出更多的 CIN 2+，而阴性者发生 CIN 2+ 的风险较低，可给予观察，减少不必要的阴道镜检查转诊。

高危型 HPV 检测分流 ASC-US 具有一定局限性，主要原因是：大部分 HPV 感染为一过性，宫颈癌的发生、发展除了与高危型 HPV 持续感染有关外，还与年龄、吸烟、性伴侣数量、免疫力下降以及长期口服避孕药等高危因素有关。研究表明，高危型 HPV 阴性的 ASC-US 者 5 年发生 CIN 3+ 的风险为 0.54%，但如存在 CIN 2+，特别是腺性病变，则有漏诊的可能。因此，对 ASC-US 者以高危型 HPV 检测分流也有漏诊风险。

2. 高危型 HPV 分型检测

（1）HPV 16/18 阳性　在 ASC-US 者中，不同高危型 HPV 存在不同的致病风险。HPV 16/18 阳性者发生 HSIL+ 的风险最高，推荐转诊阴道镜检查。

研究显示，HPV 16 和（或）18 在宫颈癌中的检出率为 74%，而且 ASC-US 相关的浸润癌多与 HPV 16+ 和 HPV 18+ 相关。在 ASC-US 人群中，HPV 16/18 检出 CIN 2+ 的灵敏度、特异度以及阳性预测值和阴性预测值分别为 64.71%、97%、55.00% 和 97.98%。

（2）非 HPV16/18 阳性　在全分型检测中，除 HPV16/18 检测外，其他 12 种高危型 HPV 阳性 ASC-US 人群检出 CIN 2+ 的风险为 12.78%，显示了高危型 HPV 分型检测在 ASC-US 分流中的意义。

（二）复查细胞学检查

ASC-US 人群中大多数为宫颈正常、炎症及良性病变等，发生 HSIL 的风险较低，发生浸润癌的风险相对更低。Kaiser 研究显示，在 ASC-US 者中，即时、1 年、3 年、5 年检出 CIN 2+ 的累积风险（cumulative risk，CR）分别是 6.1%、7.8%、9.1% 和 10%。因此，在 ASC-US 者中检出 HSIL+ 的风险相对低。对于无临床异常、无高危型 HPV 感染相关病变治疗史及免疫异常等高危因素者，可推荐 6

个月后复查细胞学检查。

重复细胞学检查对于检测 HSIL+ 的灵敏度相对低。采用此方法分流，由于复查时间间隔较长，可能延误诊断 HSIL，甚至有发生宫颈浸润癌的风险。

（三）无随访条件，可转诊阴道镜检查

由于 ASC-US 人群中存在一定的 HSIL 甚至浸润癌的风险，因此，推荐无随访条件的女性直接转诊阴道镜检查，以减少漏诊风险。

三、其他待验证的分流方法

除了上述推荐的分流方法外，还有一些在分流中有应用前景的方法，但还需要通过更多的临床研究来验证，以获批准作为分流技术进入临床应用。

（一）p16/Ki-67 免疫细胞化学染色检测技术

p16 是一种肿瘤抑制蛋白，也是一种非周期蛋白依赖性激酶抑制剂。HPV 持续感染导致抑癌基因失活，癌基因 E6/E7 过表达，细胞无限增殖，使 p16 过表达，提示细胞处于细胞周期的阻滞期。Ki-67 为细胞增殖标志物，反映细胞周期及增殖活跃，阳性表达提示细胞处于细胞周期的增殖期。在同一个细胞周期中，正常细胞不能同时表达 p16 和 Ki-67，否则提示细胞周期调控异常。

美国 ATHENA 和 KPNC 研究发现，p16/Ki-67 双染检测对于 HPV 阳性人群分流的灵敏度优于传统细胞学检查，阴性者可延长随访间隔。其 HPV 阳性的 p16/Ki-67 双染检测分流优于细胞学检查分流。与细胞学检查相比，p16/Ki-67 双染检测分流在 5 年以上的长期风险分层效果更好，而在 HPV 阴性女性中，宫颈癌前病变的风险足够低到其随访间隔可延长至 3 年。

对于细胞学检查 ASC-US 人群，一项包括 1949 例 ASC-US 者的 Meta 分析显示，p16 /Ki-67 双染检测在 ASC-US 者中检出 CIN 2+ 的灵敏度为 0.85，特异度为 0.80。p16/Ki-67 双染检测可有效分流 ASC-US 者中的高危人群，显著降低阴道镜检查转诊率，避免过度诊疗。另一项 Meta 分析也显示，在 ASC-US 人群中，检出 CIN 2+ 绝对风险的灵敏度和特异度分别是 89%（83%～94%）和 69%（59%～76%），检出 CIN 3+ 的灵敏度和特异度分别是 83.3%（51%～97%） 和 55.1%（46%～64%）。p16/Ki-67 双染检测的特异度明显高于 HPV 检测，而灵敏度略低于 HPV 检测。特异度的提高减少了假阳性女性的数量，并增加了阴道镜检查的正确转诊率。2023 年 ASCCP 指南推荐，在 HPV 阳性、ASC-US 且 p16 及 Ki-67 双染检测阳性的 978 例女性中，CIN 3+ 的即时风险为 6.6%，3 年风险为 9.9%，推荐转诊阴道镜检查；而在 ASC-US/p16/

Ki-67 双染检测阴性的 954 例中，CIN 3+ 即时风险为 0.9%，3 年风险为 1.6%，推荐 1 年后随访。因此，越来越多的证据表明，p16/Ki-67 可作为一种新的生物标志物，在鉴别 HSIL 和宫颈癌中显示出较高的灵敏度和特异度。

（二）甲基化检测

DNA 甲基化是 DNA 化学修饰的一种形式，不改变 DNA 序列，却可以调控基因表达。人类宿主细胞基因或 HPV 基因组异常 DNA 甲基化与各种肿瘤抑制基因的功能失调密切相关，DNA 高甲基化被认为是宫颈病变严重程度和宫颈浸润癌风险的标志物，主要采用甲基化特异性 PCR 或焦磷酸测序检测宫颈脱落细胞。

在中国人群中的研究发现 *PAX1*、*ZNF582*、*FAM19A4*、*EPB41L3*、*JAM3* 等基因的甲基化水平与宫颈病变有关。孔令华等发现与高危型 HPV 检测相比，*EPB41L3/JAM3* 在保证灵敏度的同时明显提高 CIN 2+ 诊断的特异度。张瑜等将 *PAX1/ZNF582* 甲基化和 HPV 16/18 分型联合检测，提高了 CIN 3+ 的诊断准确率。一项 Meta 分析综合了 43 项研究共 16 036 名女性，发现与 ≤ CIN 1 相比，CIN 2+ 和 CIN 3+ 的 DNA 甲基化水平更高。作为分流方法，DNA 甲基化检测比细胞学检查 ≥ ASC-US 具有更高的特异度，比 HPV 16/18 基因分型检测具有更高的灵敏度。在荷兰开展的长期纵向研究中，发现基线数据中 FAM19A4/miR124-2 甲基化检测阴性者的 CIN 3+ 发生率低于细胞学检查阴性者。另一项荷兰 HPV 阳性人群横断面和队列研究比较了细胞学检查、FAM19A4/miR124-2 甲基化检测和 FAM19A4/miR124-2 甲基化检测联合细胞学检查三种基线分流策略，发现 FAM19A4/miR124-2 甲基化检测对 CIN 3+ 的灵敏度与细胞学检查相似（71.3% vs 76.0%），特异度低于细胞学检查（78.3% vs 87.0%）。在基线细胞学检查阴性和甲基化检测阴性女性中，9 年和 14 年 CIN 3+ 的发生风险相似，但甲基化检测阴性女性的 14 年宫颈癌累积发病率显著低于细胞学检查阴性女性。对于细胞学检查 ≥ ASC-US 的 30 岁以下女性，用 FAM19A4/miR124-2 甲基化检测诊断 CIN 3+ 的特异度明显高于高危型 HPV 检测。

这些研究结果展示了甲基化检测在初筛分流中的潜力，但国内尚缺乏甲基化检测用于宫颈癌初筛分流的大样本前瞻性研究。

（三）HPV 整合检测

HPV DNA 整合到宿主染色体是宫颈癌发生的关键分子事件，HPV DNA 片段在宿主细胞基因复制或修复过程中插入人体基因组，称为 HPV 整合，导致包括抑癌基因失活、基因组不稳定性（周期性区域扩增、切除和重排）、癌基因表达增强和细胞永生化等一系列致癌关键分子事件。HPV 整合事件随宫颈病变的严重程度而显著增加，90% 以上的宫颈癌存在高危型 HPV 整合。

基于液相杂交捕获的二代测序技术是无创便捷、高效准确的 HPV 整合检测方法。该方法采用宫颈脱落细胞 DNA 构建预文库，将探针与预文库 DNA 片段进行杂交，通过目标区域捕获技术富集含有 HPV 核酸序列的片段，对捕获文库进行二代测序，经生物信息学分析评估捕获文库中是否含有 HPV 整合片段。针对宫颈癌发病的关键分子事件进行检测，可在 HPV 初筛基础上进行精准分流。目前该方法正在进行国内多中心临床试验。

（四）HPV 病毒载量检测

HPV 病毒载量检测存在较大争议。随着研究的进展，大多数学者认为 HPV 病毒载量与宫颈病变程度之间存在明显的相关性，即随着病毒载量的增加，宫颈病变的发生风险增加。一项中国人群 15 年的队列研究表明，高病毒载量与宫颈病变进展有关，HPV 病毒载量可作为 HPV 检测初筛阳性的分流手段。进一步的研究发现病毒载量与宫颈病变的关系和特定型别关联，HPV 18、35、52 和 58 的高病毒载量比 HPV 16、31 和 33 的低病毒载量风险更大，HPV 16 的高病毒载量与 CIN 3+ 的相关性明显高于低病毒载量，认为 HPV 基因型结合病毒载量，是 CIN 2+ 和 CIN 3+ 的重要预测因子，但要将此方法用于 HPV 检测阳性人群的分流，目前仍需要更多大样本前瞻性研究数据。

参考文献

[1] 中国优生科学协会阴道镜和宫颈病理学分会，中华医学会妇科肿瘤学分会，中国抗癌协会妇科肿瘤专业委员会，等．中国子宫颈癌筛查指南（一）[J]．中国妇产科临床杂志，2023，24 (4)：437−442．

[2] 中华预防医学会肿瘤预防与控制专业委员会，中国医师协会妇产科医师分会阴道镜与宫颈病变专业委员会，中国优生科学协会阴道镜和宫颈病理学分会，等．人乳头瘤病毒核酸检测用于子宫颈癌筛查中国专家共识 (2022) [J]．中华医学杂志，2023，103 (16)：1184−1195．

[3] 王临虹，赵更力．子宫颈癌综合防控指南 [M]．2 版．北京：人民卫生出版社，2023：61−62．

[4] PERKINS R B, GUIDO R S, CASTLE P E, et al. 2019 ASCCP risk−based management consensus guidelines for abnormal cervical cancer screening tests and cancer precursors [J]. J Low Genit Tract Dis, 2020, 24: 102−131.

[5] KJæR S K, FREDERIKSEN K, MUNK C, et al. Long−term absolute risk of cervical intraepithelial neoplasia grade 3 or worse following human papilloma virus infection: role of persistence [J]. J Natl Cancer Inst, 2010, 102 (19): 1478−1488.

[6] RIJKAART D C, BERKHOF J, KEMENADE F J, et al. Evaluation of 14 triage strategies for HPV DNA−positive women in population−based cervical screening [J]. Int J Cancer, 2012, 130

(3): 602−610.

[7] SMELOV V, ELFSTRÖM K M, JOHANSSON A L V, et al. Long−term HPV type−specific risks of high−grade cervical intraepithelial lesions: a 14−year follow−up of a randomized primary HPV screening trial [J]. Int J Cancer, 2015, 136 (5): 1171−1180.

[8] STOLER M H, WRIGHT T C Jr, PARVU V, et al. Stratified risk of high−grade cervical disease using onclarity HPV extended genotyping in women, ⩾ 25 years of age, with NILM cytology [J]. Gynecol Oncol, 2019, 153 (1): 26−33.

[9] ARBYN M, SIMON M, de SANJOSÉ S, et al. Accuracy and effectiveness of HPV mRNA testing in cervical cancer screening: a systematic review and meta−analysis [J]. Lancet Oncol, 2022, 23 (7): 950−960.

[10] KONG L, WANG L, WANG Z, et al. DNA methylation for cervical cancer screening: a training set in China [J]. Clin Epigenetics, 2020, 12 (1): 91.

[11] RUSAN M, LI Y Y, HAMMERMAN P S. Genomic landscape of human papilloma virus−associated cancers [J]. Clin Cancer Res, 2015, 21 (9): 2009−2019.

[12] HU Z, ZHU D, WANG W, et al. Genome−wide profiling of HPV integration in cervical cancer identifies clustered genomic hot spots and a potential microhomology−mediated integration mechanism [J]. Nat Genet, 2015, 47 (2): 158−163.

[13] SCHIFFMAN M, VAUGHAN L M, RAINEBENNETT T R, et al. A study of HPV typing for the management of HPV−positive ASC−US cervical cytologic results [J]. Gynecol Oncol, 2015, 138 (3): 573−578.

[14] KELLY H, BENAVENTE Y, PAVON M A. Performance of DNA methylation assays for detection of high-grade cervical intraepithelial neoplasia (CIN 2+): a systematic review and meta-analysis [J]. Br J Cancer, 2019, 121 (11): 954-965.

[15] VINK F J , LISSENBERG-WITTE B I, Meijer C J L M, et al. FAM19A4/miR124-2 methylation analysis as a triage test for HPV-positive women: cross-sectional and longitudinal data from a Dutch screening cohort [J]. Clin Microbiol Infect, 2021, 27 (1): 125. e1-125. e6

[16] MOBERG M, GUSTAVSSON I, WILANDER E, et al. High viral loads of human papilloma virus predict risk of invasive cervical carcinoma [J]. Br J Cancer, 2005, 92: 891-894.

[17] JOSEFSSON A M, MAGNUSSON P K, YLITALO N, et al. Viral load of human papilloma virus 16 as a determinant for development of cervical carcinoma in situ: a nested case-control study [J]. Lancet, 2000, 355 (9222): 2189-2193.

[18] ZHAO X L, SHUANG ZHAO S, et al. Role of human papilloma virus DNA load in predicting the long-term risk of cervical cancer: a 15-year prospective cohort study in China [J]. J Infect Dis, 2019, 219 (2): 215-222.

[19] ADCOCK R, CUZICK J, HUNT W C, et al. Role of HPV genotype, multiple infections, and viral load on the risk of high-grade cervical neoplasia [J]. Cancer Epidemiol Biomarkers Prev, 2019, 28 (11): 1816-1824.

[20] DEL MISTRO A, FRAYLE-SALAMANCA H, TREVISAN R, et al. Triage of women with atypical squamous cells of undetermined significance (ASC-US): results of an Italian multicentric study [J]. Gynecol Oncol, 2010, 117 (1): 77-81.

[21] TAO X , AUSTIN R M, KONG L F , et al . Nationwide survey of cervical cytology laboratory practices in China [J]. J Am Soc Cytopathol, 2019, 8 (5): 250−257.

[22] 中国优生科学协会阴道镜和宫颈病理学分会专家委员会 . 中国子宫颈癌筛查及异常管理相关问题专家共识（一）[J]. 中国妇产科临床杂志 . 2017, 18 (2): 190−192.

[23] ABDULAZIZ A M A, LIU L, SUN Y, et al. Clinicopathologic signiffcance and treatment of ASC−US in cervical cytology [J]. Int J Clin Exp Pathol, 2020, 13 (2): 307−316.

[24] COMAR M, IANNACONE M R, CASALICCHIO G, et al. Comparison of hybrid capture Ⅱ, linear array, and a bead−based multiplex genotyping assay for detection of human papilloma virus in women with negative pap test results and atypical squamous cells of undetermined significance [J]. J Clin Microbiol, 2012, 50 (12): 4041−4046.

[25] DEMARCO M, LOREY T S, FETTERMAN B, et al. Risks of CIN 2+, CIN 3+, and cancer by cytology and human papilloma virus status: the foundation of risk−based cervical screening guidelines [J]. J Low Genit Tract Dis, 2017, 21 (4): 261−267.

[26] 宋文惠，冯莉 . ASC−US 的分流筛查研究进展 [J]. 河北医科大学学报 . 2015, 36 (5): 613−617.

[27] 郭沛沛 . 高危型 HPV 在 ASC−US 人群分流中的作用 [D]. 郑州：郑州大学第二临床学院 , 2017.

[28] 效小莉，付凤仙，宋紫晖 . 高危型 HPV 分型检测作为 ASC−US 分流管理手段的探讨 [J]. 中国妇幼保健 , 2019, 34 (13): 2946−2949.

[29] STOLER M H, WRIGHT T C, SHARMA A, et al. High−risk human papilloma virus testing in women with ASC−US cytology:

results from the ATHENA HPV study [J]. Am J Clin Pathol, 2011, 135 (3): 468-475.

[30] 周姣月. 高危型 HPV E6/E7 mRNA 对 ASC-US 患者分流价值的 Meta 分析 [D]. 昆明：昆明医科大学, 2021.

[31] WANG H-Y, KIM H, PARK K H. Diagnostic performance of the E6/E7 mRNA-based Optimygene hrHPV RT-qDx assay for cervical cancer screening [J]. Int J Infect Dis. 2019, 78 (78): 22-30.

[32] THOMAS I, SVEN B, KLAUS-JOACHIM N, et al. Head-to-head comparison of the RNA-based aptima human papilloma virus (HPV) assay and the DNA-based hybrid capture 2 HPV test in a routine screening population of women aged 30 to 60 years in Germany [J]. J Clin Microbiol, 2015, 53 (8): 2509-2516.

[33] FREGA A, PAVONE M, SESTI F, et al. Sensitivity and specificity values of high-risk HPV DNA, p16/Ki-67 and HPV mRNA in young women with atypical squamous cells of undetermined significance (ASC-US) or low-grade squamous intraepithelial lesion (LSIL) [J]. Eur Rev Med Pharmacol Sci, 2019, 23 (24): 10672-10677.

[34] KJÆR S K, MUNK C, JUNGE J et al. Carcinogenic HPV prevalence and age-specific type distribution in 40 382 women with normal cervical cytology, ASC-US/LSIL, HSIL, or cervical cancer: what is the potential for prevention [J]? Cancer Causes Control , 2014, 25: 179-189.

[35] PERSSON M, ELFSTRÖM K M, Wendel S B, et al. Triage of HR-HPV positive women with minor cytological abnormalities: a comparison of mRNA testing, HPV DNA testing, and repeat cytology using a 4-year follow-up of a population-based study [J].

PLoS One, 2014, 9 (2): e90023.

[36] CAO X Q, LIU S Z, JIA M M, et al. Performance of HPV16/18 in triage of cytological atypical squamous cells of undetermined significance [J]. Anal Cell Pathol (Amst) , 2019: 4324710.

[37] CLARKE M A, CHEUNG L C, CASTLE P E, et al. Five−year risk of cervical precancer following p16/Ki−67 dual−stain triage of HPV−positive women [J]. JAMA Oncol, 2019, 5181−5186.

[38] 曹豆青, 田野, 李宗兰, 等. P16/Ki−67 双染对 ASC−US 患者分流作用的 Meta 分析 [J]. 潍坊医学院学报, 2018, 40 (3): 178−183.

[39] TJALMA W A A. Diagnostic performance of dual−staining cytology for cervical cancer screening: A systematic literature review [J]. Eur J Obstet Gynecol Reprod Biol, 2017 , 210: 275−280.

[40] ASCCP. Enduring consensus cervical cancer screening and management guidelines—draft recommendations for use of p16/Ki−67 Dual Stain (CINtec−plus) [EB/OL] [2023−7−30][2023−12−20]. https://www. asccp. org/publiccomments2023

[41] YU L, FEI L Y, LIU X B, et al. Application of p16/Ki−67 dual−staining cytology in cervical cancers [J]. J Cancer, 2019, 10 (12): 2654−2660.

[42] CHEN W, ZHANG X, MOLIJN A, et al. Human papilloma virus type−distribution in cervical cancer in China: the importance of HPV 16 and 18. Cancer Causes Control, 2009, 20: 1705−1713.

| 第三章 |

阴道镜检查

阴道镜检查最主要的作用是评估宫颈癌筛查结果异常的女性宫颈是否存在病变。另外，阴道镜检查对于其他下生殖道病变的评估也具有重要作用。对宫颈癌筛查异常的女性，经过分流，对高危并可疑存在宫颈病变的女性进行阴道镜检查，在阴道镜指示下对可疑部位进行活检，经组织病理学检查对宫颈病变的组织学类型以及级别进行诊断，并确定宫颈病变的范围，决定选择最适宜的治疗方法。因此，阴道镜检查在二级预防中是非常重要的环节。

第一节　转诊阴道镜检查的指征及操作

阴道镜检查是通过借助充分照明及局部放大实现对宫颈、阴道、外阴和肛周进行可视化的检查，在阴道镜的指引下对可疑病变部位进行活检，以发现癌前病变和癌。

一、转诊阴道镜检查的指征

阴道镜检查使用的醋酸、卢戈碘溶液以及活检和宫颈管搔刮会使受检者产生一定的不适感，并对受检者的阴道微环境造成一定的影响。此外，阴道镜检查需要花费一定的时间，在判断上具有主观性，且难以评价宫颈管内的情况。因此，不推荐将阴道镜检查作为宫颈癌的筛查方法，仅对有指征者进行阴道镜检查。转诊阴道镜检查的指征如下。

1. 宫颈癌筛查结果异常　依据既往筛查和此次筛查的"同等风险，同等管理"原则。

（1）高危型 HPV 持续阳性（间隔 6 ~ 12 个月的相邻 2 次检测中，同一个体的宫颈检测标本显示为同种型别 HPV 阳性），无论细胞学检查结果如何。

（2）HPV 16、18 阳性，无论细胞学检查结果如何。

（3）既往 HPV 不详，此次 HPV 阳性，且细胞学为无明确诊断意义的不典型鳞状细胞（ASC-US）及以上，包括低级别鳞状上皮内病变（LSIL）、不能排除高级别鳞状上皮内病变的不典型鳞状细胞（ASC-H）、高级别鳞状上皮内病变（HSIL）、不典型腺细胞（AGC）、原位腺癌（AIS）及癌。

（4）此次细胞学检查为 ASC-H 及以上（包括ASC-H、HSIL、AGC、AIS 及癌），无论既往和此次 HPV 检测结果如何。具体参照表 3-1。

2. 病史可疑　不明原因的下生殖道出血、反复性交后出血或不明原因的阴道排液；子宫内己烯雌酚暴露史；性伴侣确诊为生殖器湿疣、上皮内病变或癌。

3. 体征可疑　肉眼可见的宫颈溃疡、包块（肿物）或赘生物；肉眼可疑或其他检查可疑癌。

表 3-1　对宫颈癌筛查女性根据既往筛查和此次筛查结果判断当前和 5 年内 CIN 3+ 的发生风险及推荐管理方案

	此次 HPV 检测阴性女性的细胞学检查结果				此次 HPV 检测阳性女性的细胞学检查结果			
	阴性	ASC-US	LSIL	ASC-H+	阴性	ASC-US	LSIL	ASC-H+
既往筛查史不详								
当前 CIN 3 的发生风险（%）	0.0	0.0	1.1	$1.1^c \sim 25.0$	2.1	4.4	4.3	$26.0 \sim 49.0$
5 年内 CIN 3+ 的发生风险（%）	0.1	0.4	2.0	$1.5^c \sim 27.0$	4.8	7.3	6.9	$33.0 \sim 53.0$
推荐管理方案	5 年后随访	3 年后随访	1 年后随访	阴道镜检查	1 年后随访	阴道镜检查	阴道镜检查	阴道镜检查或直接治疗
既往 HPV 检测阴性 [a]								
当前 CIN 3+ 的发生风险（%）	0.0	0.0	0.4	$0.8^c \sim 14.0$	0.8	2.0	2.1	$14.0 \sim 32.0$
5 年内 CIN 3+ 的发生风险（%）	0.1	0.4	0.8	$0.9^c \sim 14.0$	2.3	3.8	3.8	$18.0 \sim 34.0$
推荐管理方案	5 年后随访	3 年后随访	1 年后随访	阴道镜检查	1 年后随访	阴道镜检查	1 年后随访	阴道镜检查
既往 HPV 检测阴性，ASC-US [b]								
当前 CIN 3+ 的发生风险（%）	0.0	0.1	2.4	$0.0^c \sim 11.0$	1.0	2.1	2.6	$0.0^c \sim 36.0$
5 年内 CIN 3+ 的发生风险（%）	0.1	0.8	3.1	$0.0^c \sim 11.0$	2.4	6.6	2.6	$0.0^c \sim 36.0$
推荐管理方案	1 年后随访	1 年后随访	1 年后随访	阴道镜检查	1 年后随访	1 年后随访	1 年后随访	阴道镜检查或直接治疗

	此次HPV检测阳性女性的细胞学检查结果				此次HPV检测阴性女性的细胞学检查结果			
	阴性	ASC-US	LSIL	ASC-H+	阴性	ASC-US	LSIL	ASC-H+
既往HPV检测阴性, LSIL[b]								
当前CIN 3+的发生风险(%)	0.0	0.0	0.0	0.0[c]	0.0	2.3	7.9	0.0[c]~50.0
5年内CIN 3+的发生风险(%)	0.4	4.0	4.4	0.0[c]	8.6	6.9	7.9	0.0[c]~50.0
推荐管理方案	3年后随访	1年后随访	1年后随访	阴道镜检查	1年后随访	阴道镜检查	阴道镜检查	阴道镜检查或直接治疗
既往HPV检测阴性								
当前CIN 3+的发生风险(%)	0.0	0.4	2.3	8.3~44.0	4.1	5.4	5.0	22.0~44.0
5年内CIN 3+的发生风险(%)	0.9	2.6	2.3	8.3~50.0	7.2	9.5	8.5	29.0~50.0
推荐管理方案	1年后随访	1年后随访	1年后随访	阴道镜检查	阴道镜检查	阴道镜检查	阴道镜检查	阴道镜检查或直接治疗

引自：ASCCP 2019版指南中基于CIN 3+发生风险管理证据的解读. 中华妇产科杂志, 2022, 55 (11)：806-808.
a 包含HPV检测和细胞学筛查结果双阴性；b 为细胞学检查结果；c 为特殊情况，指ASC-H和（或）AGC 当前CIN 3+的发生风险<4%，但也建议进行阴道镜检查；CIN 3+表示宫颈上皮内瘤变（CIN）3及以上级别病变；ASC-US 表示未明确诊断意义的不典型鳞状细胞；LSIL 表示低级别鳞状上皮内病变；ASC-H 表示不能排除高级别鳞状上皮内病变的不典型鳞状细胞；ASC-H+ 表示ASC-H 及以上级别病变；AGC 表示不典型腺型细胞。

4. 下生殖道癌前病变治疗后随访。

二、阴道镜检查前的准备

（一）全面了解受检者的情况

因宫颈或阴道炎症状态易导致组织的脆性增加，出血及炎症改变会影响阴道镜评估的准确性，故受检者患有急性生殖道感染时，如情况允许，应在纠正炎症后再行检查。

如无特殊情况，不建议在月经期，尤其是经量较多时检查，经量点滴时做阴道镜检查是可行的。

应全面收集受检者的病史，包括首次性生活年龄、性伴侣数、妊娠史（如果做阴道镜检查时处于妊娠状态，则需确定孕周）、避孕措施及末次月经；有无异常阴道流血、排液和性交后出血史；既往宫颈癌筛查史、筛查结果以及是否接种了 HPV 疫苗；既往有无下生殖道癌及癌前病变史，有无免疫疾病史、免疫抑制剂服用史及肿瘤家族史。

（二）阴道镜检查前受检者的准备

受检者在阴道镜检查前 24 h 内避免性生活、阴道冲洗及用药。

绝经后、哺乳期或药物引起的雌激素缺乏者，较薄的鳞状上皮和成熟的化生上皮仅有少量糖原，常出现碘染后宫颈阴道部或阴道壁大片不着色，可于检查前 2～3 周阴道内局部应用雌激素类药物，以增加上皮糖原沉积，有助于阴道镜检查。

向受检者说明阴道镜检查的目的、方法和过程，进行适当的阴道镜检查前的宣教，以减轻受检者的焦虑和不安，尤其是妊娠期女性，并签署知情同意书。

注意：筛查结果异常及阴道镜检查给受检者带来的压力是明显的，检查者及护理人员的同情心是对受检者极大的安慰。在记录个人信息时需保护隐私，检查时需布置私密空间。

（三）阴道镜检查所需的物品

阴道镜检查所需的物品有阴道镜、阴道窥器、长弯钳（或卵圆钳）、解剖镊、活检钳、宫颈管内刮匙、宫颈钳、棉球和棉签；生理盐水、3%～5% 醋酸（由冰醋酸稀释为相应浓度）、卢戈碘溶液（由 5 g 碘、10 g 碘化钾和 85 ml 蒸馏水混合配制而成）及装有 4% 中性甲醛溶液或福尔马林的容器等。

（四）阴道镜下进行的常规试验

1. 醋酸试验　在阴道镜检查中，3%～5% 醋酸溶液的应用具有决定性作用。其原理为利用醋酸导致正常及异常上皮短暂脱水，细胞核聚拢，核质比增加，透光性下降，出现醋酸白上皮（简称醋白）。

周围正常的鳞状上皮则保留其原有的粉红色。醋白出现或消失的速度与病变严重程度相关。通常情况下，病变程度越重，醋白出现时间越早，醋白变化越明显，持续时间也越长。

2. 复方碘试验（也称 Chiller 试验） 是必要时对醋酸试验的补充试验，结合醋酸试验，可以更好地对病变程度和范围进行判断。其原理为：利用碘对糖原的摄取原理，青春期后的原始鳞状上皮及成熟的化生上皮含有丰富的糖原，涂碘后染成棕褐色，称为着色。需要注意的是，碘试验是相对非特异性的。除了病变上皮外，绝经后或雌激素缺乏的鳞状上皮、未成熟化生上皮、柱状上皮或发生炎性改变时，涂碘后上皮均会呈现不着色或不同程度的着色。另外，碘染色可能掩盖血管征象的改变，所以需要结合醋白的改变，准确判断活检的位置。

三、阴道镜检查的规范操作流程

1. 体位准备　受检者排尿后取膀胱截石位（头部略抬高 $15° \sim 25°$）。全身放松，双手放松并置于上腹部。检查者调整好设备，开始检查。

2. 观察外阴及肛周　在放入阴道窥器之前，首先观察外阴、阴道前庭、会阴体及肛周，观察皮肤及黏膜有无异常色素沉着或减退，有无皮肤增厚或脱失，有无异常赘生物、溃疡或者创伤，有无抓痕，以及分泌物的性状等。

3. 暴露阴道及宫颈　根据年龄及阴道松紧度，轻柔置入大小合适的窥器。用生理盐水湿润窥器，略微倾斜窥器，沿阴道壁缓慢、轻柔地向前推进，大约在阴道上 2/3 段的地方转成前后位，并在随后的推进中扩张窥器前后叶，暴露宫颈。同时转动窥器，以全面观察整个阴道壁的色泽、薄厚，以及有无充血、溃疡及赘生物等。观察宫颈和阴道的自然状态及分泌物的性状。整个过程中应注意避免损伤宫颈及阴道上皮。

4. 用生理盐水擦拭　用生理盐水湿润阴道及宫颈上皮，清除影响观察的黏液等，在低倍镜（6～7倍）下整体观察宫颈及阴道黏膜有无充血、糜烂、溃疡、白斑及赘生物等；在高倍镜（10～15 倍）下观察各个异常部位的细节。重点观察自然状态下是否存在白斑和异常血管。如有可疑血管征象，可采用滤光进行观察，同时拍摄图片并储存。

注意：阴道镜检查时应防止出血。出血会影响操作视野及阴道镜的评估，故操作时动作要轻柔，用生理盐水棉球或棉签轻蘸以去除黏液，切勿用干纱布用力擦拭宫颈，以免造成宫颈人为的创伤。

5. 做醋酸试验　告知受检者随后的操作可能伴有轻微的阴道刺激不适感，然后将饱蘸 3%～5% 的醋酸棉球（或棉签）贴覆在宫颈表面，让宫颈表面、阴道穹窿及阴道壁受到醋酸的充分作用。湿敷 30 s

后，观察醋酸湿敷后上皮呈现的变化并判断转化区类型。继续湿敷 30 s，移除棉球（或棉签），从低倍镜到高倍镜系统、全面地观察宫颈及阴道上皮呈现醋白的动态变化，再次确定转化区的类型，以及病灶的大小、位置、面积、程度和血管征象等。在低倍镜下检查后，应在高倍镜下仔细观察病变的细节，以确定可能的病变程度。

6. 检查宫颈管　在长弯钳、小棉签或宫颈管扩张器的辅助下，360° 观察鳞 – 柱交接部以及醋白向宫颈管延伸的上界。

7. 检查阴道壁及穹窿　仔细检查阴道穹窿及阴道壁，缓慢旋转窥器，借助长弯钳或棉签使阴道前后及两侧壁完全可见。检查过程中如有需要，可重复使用醋酸。

8. 碘染色试验（必要时使用）　将卢戈碘溶液涂抹于宫颈表面、阴道穹窿及阴道壁可能存在病变的区域，观察碘染色程度（着色、部分着色或完全不着色）以及不着色的部位和范围。

注意：在阴道镜检查中应注意有无隐匿病变。对阴道穹窿和阴道壁，应注意观察阴道壁是否存在病变，尤其是穹窿及上 1/3 阴道壁。卢戈碘溶液有助于识别阴道壁病变（图 3–1）。

9. 在宫颈处取活检并行宫颈管搔刮（endocervical canal curettage，ECC）　在阴道镜引导下对宫颈或阴道异常区域最严重的病变部位进行定

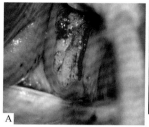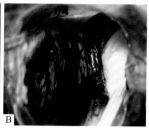

图 3-1 借助器械暴露阴道穹窿及阴道壁。A. 湿敷醋酸后可见左侧阴道壁致密醋白，伴粗大点状血管；B. 碘染色试验后可见右侧阴道壁散在片状不着色区域

位活检，多点活检有助于降低漏诊的可能，但不推荐常规进行 3°、6°、9°、12° 随机活检 +ECC。活检顺序为先后唇、后前唇，可避免前唇创面出血而影响对后唇的取材。必要时可行 ECC（妊娠期除外）。

注意：对于宫颈管内的病变，尤其是绝经后女性，转化区常位于宫颈管内。即使宫颈阴道部未见异常醋白或碘染色，也要注意排除是否存在宫颈管的病变。可借助小棉签、长弯钳或宫颈管扩张器进行暴露（图 3-2）。

10. 处理宫颈创面 活检完毕后，用纱球压迫活检部位片刻。如取出棉球后创面无活动性出血，无须特殊处理。若有活动性出血，可用带尾纱球或纱布压迫创面，嘱受检者 4 h 后取出。缓慢退出窥器，嘱受检者稍事休息，无头晕、心慌和出汗等不适后再起身。如有以上不适，则嘱受检者躺下并将双腿抬高。休息后上述症状多数能慢慢缓解。

11．对外阴及肛周活检　除了宫颈、阴道壁以外，也要关注外阴、肛周皮肤，在退出窥器后进行操作。如有异常病史或体征，可借助阴道镜放大光源进行相应部位醋白的评估（图 3–3）。如有异常，必要时在外阴、肛周取活检，并送病理学检查。

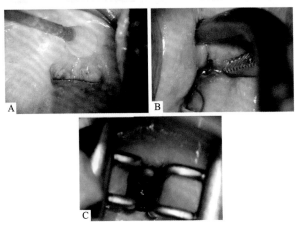

图 3-2　暴露宫颈管的方式：可借助棉签（A）、长弯钳（B）及宫颈管扩张器（C）

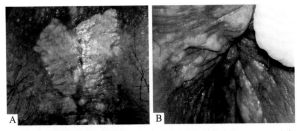

图 3-3　外阴及肛周的观察。A. 会阴后联合湿敷醋酸后可见致密隆起醋白伴褐色沉着；B. 肛周可见散在醋白

四、阴道镜评估

1. 阴道镜下宫颈病变的初步诊断　结合生理盐水、醋酸以及碘染色下的宫颈上皮的变化以及血管特征做出阴道镜的评估，评估包括确认鳞状上皮、柱状上皮、鳞 – 柱交接部及转化区，识别病变的范围、大小和严重程度，做出阴道镜下宫颈病变的诊断。

2. 记录阴道镜所见，并打印阴道镜报告单　检查过程中采集宫颈及阴道（必要时包括外阴）的异常图片并储存。用术语对检查所见图像特征进行描述，并给出阴道镜判读印象（阴道镜拟诊），标注活检部位，同时注明阴道镜检查的术后注意事项。

3. 标本送检　不同部位的取材应分别按取材部位标记，放入甲醛或福尔马林中固定。将标本瓶贴好标签，并详细填写病理检查申请单（应包含受检者姓名、门诊号、标本名称、取材部位，以及细胞学检查和高危型 HPV 检测等重要的临床信息），将标本送检。

五、阴道镜检查后的注意事项

1. 受检者应禁止性生活和盆浴 1 ~ 2 周。

2. 告知受检者宫颈活检后会出现持续数天的阴

道排液或少量出血，属于正常现象。如果出现阴道出血多或其他不适，应及时回院就诊。

3. 告知受检者病理结果回报后应复诊。对于无法前来复诊的受检者，应尽可能通知到受检者并告知诊疗计划。

第二节　正常和异常阴道镜图像的识别

一、正常阴道镜表现

（一）鳞 - 柱交接部

新生儿时期宫颈外口与柱状上皮相邻，形成原始鳞－柱交接部（original SCJ）。进入青春期，即月经初潮后，在雌激素的作用下，宫颈的柱状上皮移至宫颈阴道部，使原始鳞－柱交接部外移。由于柱状上皮外移，形成柱状上皮异位（columnar ectopy），也称"宫颈糜烂样改变"。随后，外移的柱状上皮逐渐被鳞状上皮替代，形成新鳞－柱交接部（new SCJ），又称生理鳞－柱交接部。在阴道镜下所见的鳞状上皮和柱状上皮的交接部即为生理鳞－柱交接部，也是常规定义的 SCJ。其位置会随着年龄及激素的影响在宫颈阴道部发生变化，绝经后移位到宫颈管内。

（二）宫颈转化区

宫颈原始鳞－柱交接部与新鳞－柱交接部之间的区域称为转化区（transformation zone，TZ），也称移行带。在阴道镜下可以识别出明显的柱状上皮向鳞状上皮的转化。成熟化生的特征为腺体开口和宫颈腺囊肿，有助于转化区的识别（图 3-4）。

1 型：鳞－柱交接部全部位于宫颈阴道部，完全可见。

2 型：鳞柱交接部位于宫颈管内，借助工具暴露后可完全可见。

3 型：鳞柱交接部不能完全可见或完全不可见。

1 型和 2 型转化区尽管不同，但两者的鳞－柱交接部都是完全可见的。3 型转化区鳞－柱交接部不完全可见或完全不可见。转化区类型的不同决定了对受检者治疗时宫颈管切除程度的不同，也代表不同的手术切除类型。

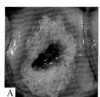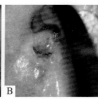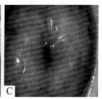

图 3-4 转化区类型。A. 1 型转化区；B. 2 型转化区；C. 3 型转化区

二、异常阴道镜表现

（一）低级别病变的表现

低级别病变在阴道镜下表现为醋白反应发生快，消退也快，与不成熟化生相似。常呈浅薄醋白，通透性好，或呈光亮的雪白色（常见于湿疣）；边界弥漫，呈羽毛状或地图状，表面平坦或呈微乳头样隆起；血管无改变，或呈细小点状血管和（或）细小镶嵌，排列整齐；碘染色后浅着色、不全着色或斑驳样着色，也有描述为龟壳或玳瑁（tortoise shell）样改变（图3-5）。

（二）高级别病变的表现

与低级别病变相比，高级别病变和癌的醋白反

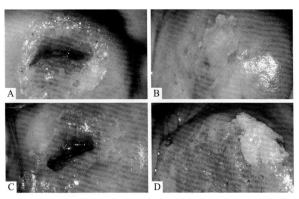

图3-5　阴道镜下低级别病变印象。A.浅薄醋白；B.地图状改变；C.细小点状血管及镶嵌；D.湿疣样醋白隆起

应通常更强烈而持久。随着病变的进展,醋白更加不透明和致密,出现暗浊的外观或"牡蛎"白,有时可见腺体白环,或"袖口样腺体开口"(cuffed crypt gland openings)。边缘锐利,有时可见内边界(inner border sign)或脊样隆起(ridge sign)。高级别病变易于剥脱,常常表面隆起或呈"卷边"(peeling)征。血管扩张,呈不规则形,毛细血管间距增加,呈粗大点状血管和(或)粗大镶嵌,碘染色后不着色,或者呈"芥末黄"或"鸡油黄"(图3-6)。

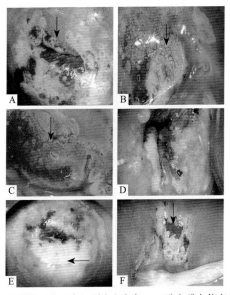

图3-6　阴道镜下典型高级别病变印象。A.致密醋白伴点状血管(箭头);B.粗大镶嵌(箭头所指);C.袖口样腺体开口(箭头);D.脊样隆起(箭头);E.内边界(箭头);F.剥脱征象(箭头)

（三）可疑浸润癌

在可疑浸润癌中，可见不典型血管及其他征象，如脆性血管、表面不规则、外生型病变、坏死及溃疡等（图3-7）。

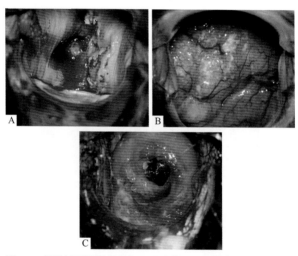

图3-7 阴道镜下浸润癌印象。A.溃疡，组织糟脆；B.表面不规则，异型血管；C.外生型病变

（四）其他表现

其他表现有先天性转化区、湿疣、息肉、炎症、狭窄、治疗后宫颈改变及子宫内膜异位症等。

第三节　宫颈活检和宫颈管搔刮术

一、阴道镜下宫颈活检的要点

1. 活检部位　在靠近宫颈鳞 – 柱交接部的异常区域进行多点活检，同样也要在其他阴道镜图像有代表性异常的区域进行活检。

2. 活检数量　在异常部位进行单点活检可能会遗漏 1/3 甚至多达 1/2 的癌前病变。通常在明显的醋白区域至少进行 2 ~ 4 个部位的阴道镜下活检可增加病变检出率。

3. 活检深度　通常 2 ~ 3 mm，但在可疑浸润时需要取到更深部位的活检组织。

4. 对于细胞学结果为高风险者（ASC–H、AGC、HSIL 及以上者），即使阴道镜下未见异常醋白，也建议多点活检 + 宫颈管搔刮（ECC）。

5. 不取活检　对于低风险人群，即阴道镜检查印象正常（无醋白反应，包括化生或其他可见的异常）和低风险筛查结果（细胞学检查为 LSIL 及以下，非 HPV16/18 阳性）的女性，不建议进行无目标的多点随机活检。对于未取活检者，应注明未活检的理由。

二、宫颈管搔刮术

（一）指征

1. 根据《子宫颈癌综合防控指南（第2版）》《子宫颈低级别鳞状上皮内病变管理的中国专家共识》以及《子宫颈高级别鳞状上皮内病变管理的中国专家共识》的建议，以下情况应行 ECC。

（1）阴道镜检查示转化区不能完全可见或完全不可见时，转化区类型为 TZ3。

（2）细胞学结果异常（ASC-H、HSIL、AGC），但阴道镜检查未见病变者。

（3）存在高危因素（年龄≥40岁，细胞学筛查为 ASC-H、HSIL、AGC 或 AIS，以及 HPV 检测为 HPV 16 和 18 阳性者）。

（4）既往因宫颈高级别上皮内病变（HSIL 和 AIS）治疗者。

（5）HSIL（CIN 2 及以上）治疗后随访观察者。

2. 若有以下情况，可以不进行 ECC

（1）准备进行宫颈切除性手术。

（2）宫颈管无法插入刮匙。

（3）细胞学为 ASC-US 或 LSIL，且年龄小于30岁的未生育女性。

（4）妊娠期女性禁忌行 ECC。

（二）操作步骤和注意事项

1．操作步骤

（1）在进行 ECC 操作前，检查者应告知受检者可能会出现一过性的子宫痉挛性疼痛。

（2）在阴道镜低倍镜下，小心地将刮匙远端紧贴宫颈管，以圆周运动旋转刮匙的尖端，以"螺旋状"的方式采集整个宫颈管内的组织。

（3）用组织镊或活检钳收集宫颈口的组织和黏液，置入标本保存液中，标记好后送检。

2．注意事项

（1）由于 ECC 通常引起受检者不适并增加组织学评估的成本，因此，不建议对所有做阴道镜者进行无指征的 ECC 操作。

（2）退出刮匙时，尽量避免触及宫颈口的病变组织，而降低假阳性率。

（3）搔刮时，应避免过深而取到子宫内膜组织；也要避免过浅，而收集不到足够组织。通常深度为 25～30 mm。

（4）如采用宫颈刷收集标本，也应在阴道镜报告中记录。

第四节　阴道镜检查报告、检查术语及质量控制

一、阴道镜检查报告

1. 基本要素

（1）姓名、年龄、孕产史、必要的相关病史、既往筛查结果及此次筛查结果。

（2）总体评估：应充分判断有无其他因素存在而影响阴道镜检查的客观性。如宫颈暴露困难，或者有炎症、出血、瘢痕、药物残渣等因素干扰，而影响检查的全面性，或者由于解剖学因素影响病变的识别、观察或者取材时，应予以注明，必要时待原因去除后复查阴道镜。

（3）宫颈转化区类型（包括1、2、3型）。

（4）鳞－柱交接部的可见性（全部可见、部分可见、不可见）。

2. 阴道镜图像特征的描述　是否存在醋白改变、醋白的性状、出现快慢和持续时间，病变的位置、范围及大小，是否向宫颈管内延伸，以及病变的颜色、轮廓、边界及血管情况。

3. 阴道镜拟诊（印象）

（1）宫颈未见上皮内病变或恶性变（negative for intraepithelial lesion or malignancy，NILM）。

（2）宫颈低级别鳞状上皮内病变（LSIL）。

（3）宫颈高级别鳞状上皮内病变（HSIL）。

（4）可疑宫颈癌。

（5）可疑宫颈腺性病变。

（6）其他（杂类）：包括湿疣、炎症、息肉，以及宫颈治疗后的改变，如狭窄、变形、扭曲、瘢痕、宫颈子宫内膜异位症等。

4. 记录阴道镜下活检的部位、数目及是否行宫颈管搔刮术。

5. 取 2～4 张典型的能反映不同部位、不同病变特点的阴道镜图像。

6. 阴道镜检查后的建议。

二、阴道镜检查术语

建议采用 2011 年国际宫颈病理与阴道镜联盟（International Federation for Cervical Pathology and Colposcopy，IFCPC）推荐的宫颈和阴道的阴道镜检查术语（表 3-2、表 3-3）。

表 3-2　与宫颈相关的阴道镜检查术语

类别	内容
总体评估	阴道镜检查的充分性：充分或不充分，注明不充分的原因（出血、感染、瘢痕等因素影响整个宫颈的完整性评估）
	鳞 - 柱交接部：完全可见、部分可见和不可见
	转化区类型：1、2、3 型

续表

类别	内容
正常阴道镜所见	原始鳞状上皮（成熟、萎缩）、柱状上皮（外移）、化生上皮、宫颈腺囊肿、隐窝（腺体）开口、妊娠期蜕膜样改变
异常阴道镜所见	病变部位：转化区内/外、时钟标识病变部位
	病变大小：覆盖4个象限的数目，病变所占宫颈的百分比
	低级别病变的特征：浅薄醋白上皮、不规则、地图样边界；细小镶嵌及点状血管
	高级别病变的特征：致密醋白上皮、边界锐利；粗大镶嵌及点状血管、袖口样腺体开口、剥脱改变、内边界、脊样隆起
	非特异性：白斑、糜烂；复方碘染色：染色、不染色或部分染色
可疑浸润癌	不典型血管；其他征象：脆性血管，表面不规则、外生型病变、坏死、溃疡（坏死性）、肿瘤/新生肿物
其他	先天性转化区、湿疣、息肉、炎症、狭窄、先天异常、治疗后改变、子宫内膜异位症

表3-3　与阴道相关的阴道镜检查术语

类型	内容
总体评估	充分或不充分，不充分者注明原因（炎症、出血、瘢痕等）
正常阴道镜所见	鳞状上皮：成熟、萎缩
异常阴道镜所见	病变部位：阴道上1/3或下2/3，前壁、后壁、侧壁（右或左）

续表

类型	内容
异常阴道镜所见	低级别病变的特征：浅薄醋白上皮、细小点状血管、细小镶嵌
	高级别病变的特征：致密醋白上皮、粗大点状血管、粗大镶嵌
可疑浸润癌	不典型血管
	其他征象：脆性血管、表面不规则、外生型肿瘤、坏死、溃疡
	非特异性：阴道腺病、复方碘溶液染色（染色或不染色）、白斑
杂类	糜烂（创伤造成）、湿疣、息肉、囊肿、子宫内膜异位症、炎症、阴道狭窄、先天性转化区

三、阴道镜检查质量控制

阴道镜检查的质量保障及质量控制的内容包括对阴道镜检查专业人员的要求、检查环境和设备、操作流程等多个方面。

（一）对阴道镜检查专业人员的要求

1. 具有执业医师资格。

2. 从事妇产科临床工作 3 年及以上。

3. 具有 1 年以上从事阴道镜检查专业技术工作的实践经验，或执业前接受省级以上（含省级）至少 3 个月的阴道镜检查专项技术培训。

4. 每年诊治宫颈细胞学异常的新病例不少于 150 例。

（二）阴道镜检查门诊和专业医师培训基地的质量控制

1. 阴道镜检查门诊

（1）空间面积可满足业务需求，有良好的通风、消毒、照明、冷暖条件以及专用流动水洗手设备，满足在保护隐私的情况下进行检查。

（2）设立阴道镜检查团队负责人制度，由资深阴道镜医师带领，一般应具有高级职称，以保障良好的操作实践及流程监控，以及疑难病例会诊。

（3）配备 1 位专职护士。

（4）设置专人负责病例登记、数据和随访记录的质量控制，审核分析阴道镜转诊后的失约记录，保证各种登记表册规范、齐全。

（5）定期举行工作会议、疑难病例讨论以及多学科团队讨论。

2. 阴道镜检查专业医师培训基地

（1）教学医院、三级甲等医院等设立阴道镜检查门诊或专科门诊。

（2）具备开展教研工作的能力和条件，具有 3 位及以上副高级及以上职称的专业阴道镜检查医师。

（3）每年对 1000 例及以上的宫颈癌筛查结果异常的病例进行阴道镜检查和评估。

（4）每年检出 200 例及以上宫颈癌前病变及宫颈癌。

（5）可开展下生殖道多部位活检术、宫颈切除性手术（包括 CKC 和 LEEP）和下生殖道癌前病变的消融治疗等。

（6）为申请从事阴道镜检查专业工作的临床医师提供上岗前的专业培训与资质考核。

（三）阴道镜检查的质量评价标准和评价指标

1. 阴道镜检查的质量控制标准（参照《阴道镜应用的中国专家共识》和《美国 ASCCP 阴道镜检查标准》）具体内容见表 3-4。

表 3-4　阴道镜检查的质量控制标准

序号	质量控制标准的具体内容	综合目标	最低目标
1	记录阴道镜检查前的评估内容	100%	70% ~ 90%
2	记录是否为充分性检查	100%	80%
3	记录鳞 - 柱交接部的可见性和转化区类型	100%	90%
4	记录是否有任何程度的醋白变化	100%	90%
5	记录病变的累及范围	100%	70%
6	记录阴道镜诊断	100%	70% ~ 80%
7	记录对醋白变化区域的活检或 ECC	100%	80%
8	阴道镜报告中附 1 ~ 4 张图像	100%	80%
9	记录阴道镜检查后的具体处理建议	100%	90%
10	对可疑宫颈癌及细胞学高风险者（ASC-H、AGC、HSIL）应及时通知其返院，给予进一步的处理建议	90%	60%

2. 阴道镜质量控制评价指标

（1）阴道镜检查拟诊符合率≥80%。

（2）阴道镜检查异常检出率≥70%。

（3）至少80%符合阴道镜检查报告具备的基本要素。

（4）因宫颈细胞学异常而行治疗者，治疗前100%应行阴道镜检查。

（5）进行切除性治疗时，至少80%的病例标本一次性完成切除。

（6）至少80%的病理检查标本（活检或切除性标本）符合病理检查的需要。

（7）阴道镜检查拟诊高级别病变与活检病理检查结果符合率≥60%。

参考文献

[1] WAGEAUX E J, THOMAS J. 现代阴道镜学 [M]. 3 版. 魏丽惠, 赵昀主译. 北京：北京大学医学出版社, 2016: 113–169.

[2] 魏丽惠. 下生殖道上皮内病变的诊治和管理 [M]. 北京：北京大学医学出版社, 2018: 74–81.

[3] 王临虹, 赵更力. 子宫颈癌综合防控指南 [M]. 2 版. 北京：人民卫生出版社, 2023: 22.

[4] 魏丽惠, 沈丹华, 赵方辉, 等. 中国子宫颈癌筛查及异常管理相关问题专家共识（二）[J]. 中国妇产科临床杂志, 2017, 18 (3): 286–288.

[5] WAXMAN A G, CONAGESKI C, SILVER M I, et al. ASCCP colposcopy standards: How do we perform colposcopy?

Implications for establishing standards [J]. J Low Genit Tract Dis, 2017, 21 (4): 235−241.

[6] BORNSTEIN J, BENTLEY J, BÖSZE P, et al. 2011 colposcopic terminology of the International Federation for Cervical Pathology and Colposcopy [J]. Obstet Gynecol, 2012, 120 (1): 166−172.

[7] 陈飞，尤志学，隋龙，等．阴道镜应用的中国专家共识 [J]. 中华妇产科杂志，2020, 55 (7): 443−449.

[8] 毕蕙，李明珠，赵超等．子宫颈低级别鳞状上皮内病变管理的中国专家共识 [J]. 中国妇产科临床杂志，2022, 23 (4): 443−445.

[9] 赵超，毕蕙，赵昀等．子宫颈高级别上皮内病变管理的中国专家共识 [J]. 中国妇产科临床杂志，2022, 23 (2): 220−224.

[10] 李明珠，赵昀，赵超，等．ASCCP 2019 版指南中基于 CIN Ⅲ＋发生风险管理证据的解读 [J]. 中华妇产科杂志，2020, 55 (11): 806−808.

[11] MAYEAUX E J Jr, NOVETSKY A P, CHELMOW D, et al. ASCCP Colposcopy standards: colposcopy quality improvement recommendations for the United States [J]. J Low Genit Tract Dis, 2017, 21 (4): 242−248.

[12] PETRY K U, NIEMINEN P J, LEESON S C, et al. 2017 update of the European Federation for Colposcopy (EFC) performance standards for the practice of colposcopy [J]. Eur J Obstet Gynecol Reprod Biol, 2018, 224: 137−141.

[13] Cervical screening: programme and colposcopy management. NHSCSP No20. 20 September 2021. [EB/OL][2021−09−20][2023−10−23]www.gov.uk/government/publications/cervical-screening-pro gramme-and-colposcopy-management.

第四章

宫颈癌前病变的管理

对于宫颈上皮内病变的分类，依据第 5 版《WHO 女性生殖器官肿瘤分类》，宫颈鳞状上皮内病变分为低级别鳞状上皮内病变（LSIL）和高级别鳞状上皮内病变（HSIL）。LSIL 包括宫颈上皮内瘤变 1 级（CIN 1），HSIL 包括宫颈上皮内瘤变 2 级或 3 级（CIN 2、CIN 3）。宫颈原位腺癌（AIS）也称高级别宫颈腺上皮内病变（high grade cervical glandular intraepithelial neoplasia，HG-CGIN）。HSIL 及 AIS 为宫颈癌前病变。

第一节 宫颈上皮内病变的病理诊断

一、良性或未发现肿瘤性病变

1. 炎症性病变 有慢性宫颈炎、急性化脓性宫颈炎等。

2. 化生性病变 最常见的是鳞状上皮化生，多为不成熟鳞状上皮化生。少见的化生性病变有：①移行上皮化生，多见于绝经后女性，易与高级别鳞状上皮内病变混淆。②其他还有黏液化生、输卵管内膜化生等。

3. 瘤样或增生性病变 最常见的是宫颈息肉。此外，微腺体增生、小叶状腺体增生、隧道样腺丛以及中肾管残件等都属于良性病变，进行病理诊断时需要与宫颈腺性病变相鉴别。

二、宫颈上皮内病变

（一）宫颈鳞状上皮前驱病变

1. LSIL 也称为 CIN 1，是由 HPV 感染所导致的鳞状上皮内病变，大部分病变可以消退，少部分病变可以进展为高级别上皮内病变及浸润性癌。显微镜下，病变区域的上皮增生，但仍可呈现成熟分化，其间常可见由 HPV 感染所导致的挖空细胞，表现为细胞核增大，核周出现空晕（图 4-1A）。

免疫组化染色后，大部分 LSIL/CIN 1 对 p16 呈现阴性或点状及小灶状阳性表达（图 4-1B）。约 1/3 的 LSIL/CIN 1 可以呈现 p16 阳性，并不代表其为高级别鳞状上皮内病变，其意义尚待观察及研究。在 LSIL/CIN 1 中，Ki-67 主要在基底层及副基底层表达，其阳性细胞比例 < 30%。

2. HSIL　HPV 感染后病变持续进展，鳞状上皮内病变中分化成分越来越少，异型细胞增多，且不再局限于上皮的基底层及副基底层，且核分裂象数增多，常常出现在上皮 1/2 及以上层面，有时还可看到病理性核分裂象。依据上皮的分化、异型细胞扩展程度、核分裂数、细胞增生指数的百分比及所在位置，可将 HSIL 分为两个亚型：HSIL/CIN 2 和 HSIL/CIN 3。当异型增生的细胞扩展到上皮 1/2

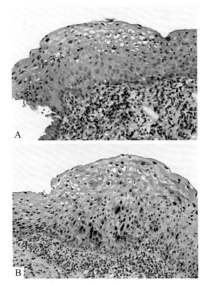

图 4-1　低级别鳞状上皮内病变（LSIL/CIN 1）A. HE 染色，宫颈鳞状上皮的上 2/3 层为分化成熟的上皮成分，其中可见挖空细胞，表现为核大、深染，核周空晕。B. 免疫组化染色，p16 呈斑点状阳性

及以上层面，中表层尚可见上皮分化及一些挖空细胞时，称为 HSIL/CIN 2（图 4-2A），而当上皮全层几乎没有分化上皮成分，异型细胞分布超过上皮的 2/3 层面，甚至到上皮全层时，则诊断为 HSIL/CIN 3（图 4-2B）。

　　免疫组化染色后，几乎所有的 HSIL 病变上皮都会对 p16 标记呈现连续大片状深棕色染色，这对于有疑问的 CIN 2 病变以及与一些类似 HSIL 的化

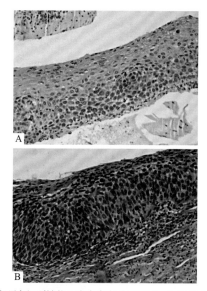

图 4-2 宫颈高级别鳞状上皮内病变（HSIL），A. HSIL/CIN 2。宫颈鳞状上皮中表层尚可见分化，其间可见挖空细胞、异型细胞增生，达上皮的 1/2 层面，并可见核分裂象。B. HSIL/CIN 3。宫颈鳞状上皮 > 2/3 层面出现异型细胞，细胞密集，核分裂象易见，仅在表层见少量分化细胞

生病变的鉴别诊断具有帮助。HSIL 的上皮超过 30% 以上细胞呈现 Ki–67 阳性，且阳性细胞分布达到上皮的 1/2 及以上层面。

由于 CIN 2 和 CIN 3 病变自然消退与病变进展情况不同，因此，第 5 版 WHO 分类及 2019 ASCCP 都建议对 HSIL 病变需要明确是 HSIL/CIN 2 还是 HSIL/CIN 3。

（二）宫颈腺性病变

现已明确宫颈 AIS 是宫颈腺癌的前驱病变。由于宫颈腺性病变与鳞状上皮内病变不同，具有一定比例的宫颈腺性病变与 HPV 感染不相关，因而在 2020 年第 5 版 WHO 分类中，对于原位腺癌进一步分为 HPV 相关性 AIS 和 HPV 非依赖性 AIS。后者常显示胃型分化，与 HPV 感染无关。出具活检报告时，结合 HPV 检测结果及免疫组化染色，应将两者区分开，并注明是否与 HPV 相关。

1. HPV 感染相关性原位腺癌（HPV-associated，adenocarcinoma in situ，HPV A-AIS） 显微镜下，几乎所有的 HPV A-AIS 均可累及宫颈表面上皮和腺体，但正常腺体结构尚保存，黏膜上皮或腺腔上皮被覆核大、深染且有核仁的恶性细胞，细胞核分裂活性增加，几乎都可以见到细胞凋亡。细胞质内黏液减少，病变上皮细胞与正常腺上皮细胞之间可见转化（图 4-3A）。

免疫组化染色后，p16 常呈弥漫强阳性表达，Ki-67 呈高表达。ER 和 PR 呈阴性或表达减弱（图 4-3B）。

2. HPV 非依赖性 AIS（HPV-independent，adenocarcinoma in situ，HPV I-AIS） 主要为胃型原位腺癌（gastric-type AIS，gAIS），病变黏膜及腺体由具有胃型分化的细胞所替代。细胞呈立方状或柱

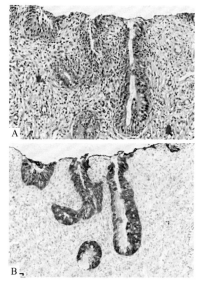

图 4-3　HPV 感染相关性原位腺癌（HPV A-AIS）。A. 肿瘤细胞累及宫颈表面上皮和腺体，但正常腺体结构尚保存，可见核分裂象（HE 染色）；B. 免疫组化染色，肿瘤性腺上皮细胞 p16 显示阳性表达

状，细胞边界清楚，胞质嗜酸性或淡染，细胞核呈轻至重度异型。与 HPV A-AIS 不同，核分裂象及细胞凋亡并不明显。另一个与 gAIS 相关的病变是不典型小叶状增生。在小叶状增生的基础上，细胞出现明显异型，属于 HPV I-AIS 谱系中的一种病变（图 4-4A）。免疫组化染色，gAIS 与不典型小叶状增生 p16 一般呈阴性，且 ER 和 PR 也常常表达丢失。除此之外，还可以对于幽门腺标记 MUC-6 和HIK1083 呈阳性表达（图 4-4B）。

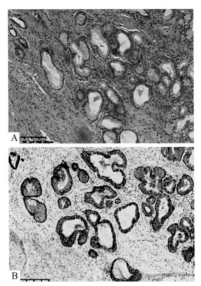

图 4-4　HPV 非依赖性 AIS（HPV I-AIS），不典型小叶状增生。
A. 在小叶状增生的基础上，部分腺上皮细胞出现异型（HE 染色）；B. 不典型小叶状增生腺体 MUC-6 阳性（免疫组化染色）

第二节　宫颈低级别鳞状
上皮内病变的阴道镜检查和管理

随着宫颈癌及癌前病变的筛查逐渐普及，医生面临着宫颈低级别鳞状上皮内病变（LSIL）检出后如何管理的问题。对 LSIL 的规范管理很重要。一方面，需要仔细甄别 LSIL 诊断是否可靠。这需要富有经验的医生结合临床症状、妇科查体、细胞学筛查及阴道镜所见等信息汇总分析，除外漏诊风险。另一方面，LSIL 进展的风险虽不高，但人数众多，如何避免 LSIL 的过度诊疗也需要关注。

一、宫颈 LSIL 的阴道镜检查

（一）阴道镜诊断 LSIL 的局限性

阴道镜借助良好光源、放大作用以及醋酸和卢戈碘溶液的帮助，使医生能够发现裸眼不能识别的病变。由于阴道镜检查存在主观性及缺乏精确性，观察精确度受限和医师水平不同，因此，对宫颈癌筛查异常者，尽管阴道镜下活检病理为 LSIL，但仍有 10% 漏诊 HSIL 的可能。国内研究发现，阴道镜表现为低级别印象时，检出 HSIL 的概率达 27.3%～29.9%。国外研究也提示，对细胞学 ASC-US/LSIL 转诊阴道镜检查，在阴道镜为低级别印象者中可检出 9.9% 的 CIN 2+。另一项 Meta 分析显示，阴道镜检查为低级别印象者，根据筛查风险的不同，CIN 2+ 的总体风险为 11%～69%。另外，AIS 等病变在阴道镜下没有显著特征，病灶面积小或病变上皮薄的 HSIL 也难以辨认。

（二）阴道镜的操作应基于筛查风险及阴道镜印象

1. 筛查结果为低级别异常的低风险女性，包括细胞学无 HSIL、ASC-H 和 AGC，且 HPV16/18 阴性、阴道镜印象完全正常（无醋白、化生或其他异常，且鳞–柱交接部完全可见），并参考其既往病史等，可酌情不行阴道镜下无目标的活检。

2. 建议针对所有不连续醋白区域（化生或更高级别病变）进行 2~4 块的多点定位活检，以提高对 CIN 2+ 的检出率。

3. 筛查结果为高风险（细胞学 HSIL、ASC–H、AGC 及 HPV16/18 阳性）者，建议多点活检，并酌情进行宫颈管搔刮术（ECC）。

（三）避免宫颈管 HSIL 的漏诊

研究显示，当阴道镜为低级别印象及 3 型转化区（TZ 3）时，CIN 2、CIN 3 的漏诊率分别为 52.6% 和 31.6%，高于 TZ 1/2 型的 27.5% 和 18.8%。由此可见，TZ 3 型者 HSIL 漏诊风险增高，故对于 TZ 3 型更需要关注。ECC 可提高 CIN 2+ 的检出，但并非所有阴道镜被检者均需行 ECC。Gage 等对 13 115 例阴道镜检查女性常规行 ECC，仅在 1.01% 的女性中检出 CIN 2+。因此，建议对有指征者行 ECC（见第三章）。

二、宫颈 LSIL 的管理

（一）基于 HPV 检测对组织学确诊的 LSIL 管理

1. 对于组织学诊断的 LSIL，因其有较高的逆转率，可以随访观察，但需要更精细化的管理。

2. 对于组织学诊断的 LSIL，如高危型 HPV 检测呈阳性，则进展为 CIN 2+ 的风险较高。我国的一项研究显示，对 548 名 CIN 1 女性随访 4～6 年，在 1、3 和 4 年时逆转为正常者的概率分别为 52.57%、84.41% 和 88.71%，进展为 HSIL 者的概率分别为 1.65%、4.05% 和 4.11%，其中高危型 HPV 持续阳性者，第 4 年进展到 HSIL 的概率高达 18.9%，HPV 持续阴性者仅为 2.5%。另一项对 818 名病理诊断为 CIN 1 者长达 11 年的队列研究显示，随访 1、2、6 年，约 80% 的 CIN 1 自然逆转，进展为 CIN 2 及以上病变（CIN 2+）的概率分别是 3.7%、8.5% 和 12.2%。研究显示，CIN 1 逆转、持续、进展为 CIN 2+ 的概率分别为 60%、25%、11%，进展为 CIN 3+ 者仅占 2%，提示组织学诊断的 LSIL 有较高的逆转率，但高危型 HPV 阳性与进展到 CIN 2+ 相关。我国一项针对 487 例 LSIL 女性的前瞻性研究显示，应用细胞学和 HPV 联合筛查并定期随访，其中基线为高危型 HPV 阳性者随访期间 CIN 2+ 的发生率分别为 4.8%、10.7%、16.9%，分别是高危型 HPV 阴性者的 2.7 倍、2.9 倍、12.0 倍。以上研究提示，对 LSIL 女性经过精细化分层管理，大部分可以随访观察，但要注意高危型 HPV 是否为阳性，以避免 HSIL 的漏诊。

（二）基于细胞学检查结果对组织学确诊的 LSIL 的管理

在 LSIL 中，对于可能存在 HSIL 风险的处理要慎重，应根据阴道镜前的细胞学筛查结果进行分层管理（图 4-5）。

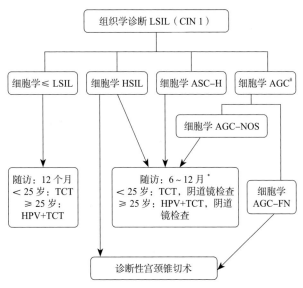

* 仅适用于鳞 – 柱交接部和病变范围可见，且 ECC < CIN 2 者；
\# 当年龄 > 35 岁，需行子宫内膜诊断性刮宫；AGC-NOS：不典型 AGC 无具体指定；AGC-FN：AGC 倾向瘤变

图 4-5　根据组织学 LSIL 前细胞学风险分层管理流程
引自：毕蕙，李明珠，赵超，等. 子宫颈低级别鳞状上皮内病变管理的中国专家共识［J］. 中国妇产科临床杂志，2022，23（04）：443-445.

1. 细胞学 ASC-US、LSIL 经组织学诊断的 LSIL 者的管理原则

（1）阴道镜检查转化区完全可见者，无须治疗，临床随访。

（2）阴道镜检查转化区不完全可见时，应进一步评价，明确宫颈管内有无 HSIL。

2. 细胞学为 ASC-H、HSIL 经组织学诊断的 LSIL 者的管理原则

（1）对细胞学 HSIL 的管理应比对 ASC-H 的管理更积极。

①复核细胞学、组织学和阴道镜检查，建议按照复查修订后的诊断进行管理。

②对阴道镜检查示鳞 – 柱交接部和病变的上界完全可见者，如果 ECC 后组织学 < CIN 2，可在 6 ~ 12 个月内随访。

③对细胞学 HSIL 者，可行诊断性宫颈锥切术。

（2）对细胞学 ASC-H

①复核细胞学、组织学或阴道镜以及满足随访条件者进行随访观察外，不建议首选诊断性宫颈锥切术。

②在随访过程中，细胞学或高危型 HPV 任何一项检查异常者，建议行阴道镜检查。

③细胞学 HSIL 持续 1 年或 ASC-H 持续 2 年者，建议行诊断性锥切术。

3. 细胞学为 AGC、AIS 经组织学诊断的 LSIL

者的管理原则

（1）对于细胞学为 AGC-NOS、阴道镜活检病理未提示 HSIL 或 AIS 者，在除外子宫内膜病变后，建议在 1 年和 2 年后分别进行联合筛查。如有任何异常，应转诊阴道镜。

（2）对于细胞学为 AGC-FN 及 AIS 的 LSIL 者，建议行诊断性锥切术及术中行残留宫颈管 ECC。

虽然越来越多的指南指出，高危型 HPV 初筛是宫颈癌筛查的优选策略，但与 HPV 检测相比，细胞学检查提供了更清晰的风险分层。细胞学 ASC-US/LSIL，以及细胞学阴性、HPV 阳性时，进一步检查中很少检出 CIN 2 及以上病变。相反，细胞学报告高级别异常时，需要防止 HSIL 的漏诊。北加州凯撒永久医疗系统（Kaiser Permanente Northern California，KPNC）研究表明，在阴道镜活检诊断为正常和 ≤ CIN 1 的女性中，潜在的 CIN 3+ 风险与之前细胞学筛查结果有关。Katki 等对于阴道镜检查未见异常者或活检病理为 CIN 1 者进行随访，发现 ASC-US/HPV 阳性、LSIL 者 5 年累计 CIN 2+ 检出率为 10%。Ciavattini 等对组织学诊断的 LSIL 进行 5 年随访，提示细胞学 LSIL 进展为 HSIL 的风险仅为 4.8%，故对细胞学 ASC-US、LSIL 经组织学诊断的 LSIL，建议临床随访。对于细胞学高风险者——HSIL 和 ASC-H，组织学 LSIL 者 1 年内发生 CIN 3+ 的风险分别为 3.9% 和 1.4%，因此，对细胞学 HSIL 的管理应比对 ASC–H 的管理更积极。另外，鉴于 AGC–FN、AIS 提示腺上皮病变或癌变风险更高，因此，即使活检病理组织学未发现 CIN 2+ 或 AIS+，也建议进行宫颈诊断性锥切术。

三、对持续 LSIL 的管理

持续 2 年及 2 年以上组织学诊断的 LSIL 的管理原则为：

1. 首选继续观察。

2. 对存在 CIN 2+ 高危因素（筛查高危、既往宫颈治疗史、宫颈管不能明确等级的 CIN）者，可进行诊断性锥切术。

总之，对于组织学确诊的 LSIL，在制定诊疗策略时应充分评估其可靠性，充分除外漏诊 HSIL 的风险，同时也要避免过度管理。

第三节　宫颈高级别鳞状
上皮内病变的管理

宫颈高级别鳞状上皮内病变（HSIL）是宫颈癌的癌前病变，包括 CIN 2 和 CIN 3。

一、宫颈高级别鳞状上皮内病变的转归

宫颈鳞状上皮内病变从高危型 HPV 感染到自然进展为宫颈癌需要数十年的时间。通过宫颈癌的筛查发现 HSIL 并进行治疗，可以使宫颈癌的发病率下降。CIN 的自然转归向消退、持续和进展三个方向发展。CIN 2 的潜能介于 CIN 1 与 CIN 3 之间。研究表明，在 CIN 2 中，50% 的患者会在 2 年内自然消退，特别是基线筛查为高危型 HPV 或 HPV 16/18 阴性人群及年轻女性的自然消退率高，30 岁以下年轻女性 2 年内自然消退率为 63%，只有 18% 进展；高危型 HPV 阳性或 HPV16/18 阳性人群 2 年内进展率为 40%。CIN 3 是真正的宫颈癌前病变。如果不治疗，尽管逆转率为 32%～47%，但仍有 12%～40% 的女性会发展为浸润性癌。

对于宫颈高级别病变，需要积极处理，以祛除病变，阻断病程进展，降低宫颈癌的发病风险。处理原则为在充分评估病变范围及程度、同时综合考量患者其他因素（如年龄、生育要求、高危因素、随访条件及医疗技术水平等）的基础上，为患者施行规范化和个体化治疗。

二、宫颈高级别鳞状上皮内病变的治疗

宫颈 HSIL 的治疗方法包括宫颈锥切术和

消融治疗。宫颈锥切术包括冷刀锥切术（cold-knife conization，CKC）、宫颈环形电切术（loop electrosurgical excision procedure，LEEP）及激光锥切术（laser conization，LC）。全子宫切除术不作为 HSIL 的首选治疗方法。

（一）宫颈锥切术

宫颈锥切术适用于组织学诊断为 HSIL 者（CIN 2 和 CIN 3）。对于组织学确诊的 HSIL，需明确是 CIN 2 还是 CIN 3。如果病理报告为 CIN 2～3，应该按 CIN 3 处理。由于 CIN 3 进展为浸润癌的风险较高，首选宫颈锥切术。

（二）宫颈病变的消融治疗

1. CIN 2 与 CIN 3 的生物学行为不同，CIN 2（尤其是年龄 < 25 岁者）有更高的病变消退率。对于年轻或有生育要求，或担心切除性治疗增加未来不良妊娠结局风险的患者，可以谨慎选择消融治疗。

2. 选择消融治疗前应该排除浸润癌及腺上皮病变。消融治疗仅破坏宫颈表层，没有手术中的送检标本，因此术前需要充分除外浸润癌。

（三）对 CIN 2 患者，短期内保守性观察

CIN 2 患者，如果阴道镜检查充分，病灶范围完全可见，排除浸润癌或腺上皮病变的风险，具备

随访条件，且在知情同意条件下，则可以采取短期内保守性观察，但应间隔 6 个月再次评估。对年轻的 25 岁以下的 CIN 2 保守性观察的患者，建议 6 个月及 12 个月后复查细胞学及阴道镜。如 CIN 2 和 CIN 2～3 持续 2 年及以上，建议治疗。然而，对于不同年龄的 CIN 3，均建议治疗。

（四）全子宫切除术

全子宫切除术不作为 HSIL 的首选治疗，但当确定存在 HSIL 病变残留，而无法重复性实施宫颈切除性手术时（如绝经期宫颈萎缩，穹窿消失），或 HSIL 因合并其他妇科疾病需要子宫切除术时，无生育要求且切缘阴性的 AIS 以及宫颈切除性治疗后随访依从性差的患者，均可考虑全子宫切除术。

三、妊娠期宫颈高级别鳞状上皮内病变的管理

妊娠期宫颈 HSIL 的管理原则是充分评估并监测是否存在浸润癌。如经有经验的阴道镜专家评估后未发现宫颈浸润癌，可间隔 12 周复查阴道镜和细胞学。如监测中发现病变进展，可接受重复性宫颈活检。只有在活检不能除外浸润癌时才考虑行诊断性锥切术。妊娠期禁止行 ECC，且不推荐在妊娠期进行 HSIL 的治疗。妊娠终止后 6～8 周需复查，并

按照产后病变等级进行相应处理。

四、宫颈高级别鳞状上皮内病变治疗后的随访

1. 切除性治疗的 HSIL 患者的随访　对于接受切除性治疗的 HSIL 患者，无论切缘状态如何，推荐治疗后 6 个月行基于高危型 HPV 的检测，或 HPV 与细胞学的联合筛查。如筛查结果为阴性，推荐间隔 12 个月复查，共 3 次。如持续 3 次阴性，可间隔 3 年随访一次，至少持续 25 年。如年龄超过 65 岁，已完成 25 年的随访，则在健康条件允许下可继续接受每 3 年一次的随访。HPV 检测阳性者，需行阴道镜检查。对于存在高复发风险的切缘阳性患者，如年龄 > 50 岁且内口切缘阳性，或术后持续高危型 HPV 阳性，经活检或 ECC 证明 HSIL 残留或复发者，优先选择再次宫颈切除性手术。如无法重复实施宫颈切除性治疗，可以进行全子宫切除术。

2. 对于接受消融治疗的 HSIL 患者，随访方法与切除性治疗者相同。

3. 对有生育要求采取保守观察的 HSIL，推荐间隔 6 个月进行随访。< 25 岁者，随访方法为 TCT+ 阴道镜；≥ 25 岁者，采取基于高危型 HPV 检测＋阴道镜，或 HPV 检测与细胞学的联合筛查＋

阴道镜。连续随访 2 年。期间如果出现 CIN 3 或 CIN 2 持续 2 年，建议行切除性治疗。

五、宫颈高级别鳞状上皮内病变的管理流程

参照《子宫颈高级别上皮内病变管理的中国专家共识》，见图 4-6。

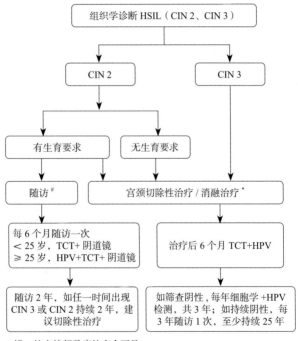

\# 鳞 – 柱交接部及病灶完全可见
* 要符合适应证，需慎重选择

图 4-6　宫颈 HSIL 的管理流程

第四节 宫颈原位腺癌的管理

宫颈原位腺癌（AIS）也称高级别宫颈腺上皮内病变（HG-CGIN），是宫颈腺癌的前驱性病变。

近年来发现宫颈 AIS 和浸润性腺癌的发病率有上升趋势，可能与 AIS 诊断延迟，或由 AIS 进展到腺癌的时间短相关。具体的进展率和逆转率仍不清楚。宫颈 AIS 发病的中位年龄为 30～39 岁，多数无症状，少数患者出现异常阴道出血。绝大多数宫颈 AIS 与 HPV 感染关系密切，特别是 HPV16、18 亚型感染，仅少数为 HPV 非依赖型。大约 55% 的宫颈 AIS 患者同时存在鳞状上皮内病变。从 AIS 发展到早期浸润癌的平均间隔时间至少为 5 年。此外，当 AIS 在宫颈活检中确诊时，大约 15% 同时存在浸润性腺癌。

一、宫颈原位腺癌筛查与诊断的管理

（一）宫颈原位腺癌在筛查中的关注点

1. 关注细胞学筛查有无异常　宫颈腺细胞异常分为四种：不典型腺细胞无具体指定（AGC-NOS）、不典型腺细胞倾向瘤变（AGC-FN）、AIS 和腺癌。宫颈腺上皮病变的发现同样依赖于筛查。如细胞学检查发现腺细胞异常，提示可能会存在 AIS。但细胞学诊断宫颈 AIS 的准确率仅约为50%，故通过单一细胞学检查结果容易导致 AIS 的漏诊。宫颈细胞学对腺癌及 AIS 的预测价值较鳞状上皮内病变低。研究发现，在任何级别的不典型细胞学最终病理结果都可能提示有 AIS，而且在诊断 AIS 前，细胞学检查结果可能表现为细胞学低风险，如 ASC-US 和 LSIL。

2. HPV 检测的意义　绝大部分 AIS 与高危型 HPV 感染关系密切，特别是与 HPV 16、18 感染有关。其中 HPV 18 在腺癌比鳞状细胞癌中更为常见，50% 的 AIS 与 HPV 18 感染相关。高危型 HPV 检测可提高 AIS 的检出率。鉴于 HPV 18 阳性 AIS 的高发率，对任何 HPV 18 检测阳性的患者进行宫颈管内取样都是可以接受的。

WHO 女性下生殖道肿瘤 2020 版中提出有一些宫颈腺癌为 HPV 非依赖性肿瘤，这是一组包含了异质性的肿瘤。一些证据表明，尽管应用多种方法检测某些宫颈癌的 HPV 仍为阴性，如透明细胞癌和中肾管腺癌，HPV 检测在筛查这些宫颈恶性肿瘤时可能无效。因此，在筛查中要注意 HPV 非依赖性肿瘤。

3. HPV 和细胞学联合检测　78% 的 AIS 或浸润腺癌可表现为细胞学和 HPV 检测均为阳性，故推荐 HPV 和细胞学联合检测进行宫颈癌筛查。

（二）阴道镜检查在诊断宫颈原位腺癌时的作用

腺上皮病变缺乏典型的阴道镜下的病变特征，往往与柱状上皮外翻或鳞状上皮化生相似。腺上皮病变与鳞状上皮内病变毗邻或位于鳞状上皮内病变之间，或为鳞状上皮内病变所覆盖。虽然大多数 AIS 起源于转化区，或以邻接方式在近端延伸至宫颈管内，但由于病变微小，且 6.3%～14.3% 呈多灶性跳跃性分布，因此在阴道镜下难以识别或容易漏诊。阴道镜指引下的多点活检以及 ECC 可检出 62.2%～63.2% 的 AIS，经活检提示的 AIS 再经宫颈锥切术后 50% 的病变等级上升。因此，在 AIS 诊断中，宫颈活检及 ECC 非常重要。

（三）宫颈诊断性切除术及宫颈管搔刮术

1. 经阴道镜指引下的活检提示 AIS 者　当宫颈活检诊断出 AIS 时，大约 15% 的患者会伴有浸润性腺癌，因此，对于 AIS 必须行宫颈诊断性切除术，以进一步排除宫颈浸润性腺癌。

2. 针对 AIS 的诊断和管理，对于宫颈活检诊断为 AIS 的患者，以及宫颈活检和宫颈管搔刮呈阴性，而细胞学提示为 AIS 或 AGC-FN 者也推荐行诊断性宫颈锥切术（美国妇科肿瘤学会，ASGO，2020）。

3. 进行诊断性宫颈锥切时的注意事项

（1）应尽可能地保持切除标本的完整性。如果能获得足够的标本，可接受冷刀锥形或环形电切术，但要求：①标本完整，无碎片（不接受"牛仔帽"式宫颈锥切术）；②宫颈管切除长度至少为10 mm。已生育的女性，宫颈管切除长度可为18～20 mm。AIS 的病变长度通常不超过 15 mm，78.9% AIS 累及宫颈管内的长度小于 19.9 mm。21.1% 的病变虽然超过 19.9 mm，但不超过 29.9 mm。这些研究数据为宫颈 AIS 行诊断性切除术时应该达到的范围提供了参考。

（2）如预计应用 LEEP 不能获得完整标本，首选冷刀锥形切除。

（3）建议对残留宫颈管行 ECC。

4. 宫颈 AIS 常与 CIN 共存，当阴道镜活检提示 AIS 和 CIN 时，应按照 AIS 进行管理。

二、宫颈原位腺癌宫颈切除术后的管理

（一）AIS 锥切术后切缘状态

AIS 锥切术后切缘阳性率较 HSIL 高，初始锥切标本中切缘的阳性率可达 20%～55.6%。由于腺上皮病变存在跳跃式病变，故即使切缘阴性，仍有较高的病变残留率。一项涉及 33 项研究 1287 例 AIS 的分析表明，宫颈 AIS 首次锥切术后行再次锥切

术，切缘阳性的病变残留风险高（OR 4.01，95%CI 2.62～6.33，$P < 0.01$）。以上病例经过随访，切缘阳性者复发率为 19.4%（OR 2.48，95%CI 1.05～6.22，$P < 0.01$），切缘阴性者为 2.6%。无论切缘阳性还是阴性，均存在浸润性腺癌的风险，其中切缘阳性浸润性腺癌的发生率较切缘阴性者高（5.2% vs 0.1%）。

（二）子宫切除术

鉴于 AIS 锥切术后病变残留风险高，复发率高，对于经宫颈诊断性切除术确诊为宫颈原位腺癌的患者，确定性的治疗方法是采用子宫切除术。子宫切除术的指征为：

1. **无生育要求者** 对于切缘阴性的 AIS，优先选择全子宫切除术。切缘阳性或残余宫颈管 ECC 阳性者，如无法再次进行宫颈切除术，在充分告知患者风险的情况下，可选择全子宫切除术或改良根治性子宫切除术。

2. **需要保留生育功能者** 对于切缘阴性的 AIS，需严密随访，随访手段需包括高危型 HPV、宫颈细胞学、阴道镜及 ECC。切缘阳性的 AIS 或残余宫颈管 ECC 阳性者，建议再次行切除性治疗，以获得阴性切缘。如果经多次切除仍不能达到阴性切缘，则不推荐保留生育功能的管理，建议行全子宫切除术。

三、妊娠期宫颈原位腺癌

管理原则与妊娠期 HSIL 相同。如无临床或组织学证据，可疑宫颈浸润癌时，不推荐行宫颈切除性手术，建议孕期每间隔 12 周行阴道镜检查评估。妊娠终止后 6 ~ 8 周需再次评估并行宫颈切除性手术。

四、宫颈原位腺癌治疗后的随访

1. 对于接受全子宫切除术的 AIS 患者，推荐术后每年进行一次 HPV+ 细胞学联合筛查，共 3 年。如连续 3 年阴性，可改为每 3 年一次 HPV+ 细胞学联合筛查的长期随访，持续 25 年。

2. 对于锥切术后切缘阴性、要求保留生育功能者，推荐治疗后间隔 6 个月行 HPV+ 细胞学 +ECC 随访。如持续 3 年为阴性，可每年随访一次；若再持续 2 年仍为阴性，随访间隔可延长至每 3 年一次，直至行全子宫切除术或长期随访。

3. 对于锥切术后切缘阳性者，必须再次实施切除性手术，以期获得阴性切缘。对于重复切除后切缘仍阳性者，不建议进行保留生育的管理。

五、宫颈原位腺癌的管理流程

参照《子宫颈高级别上皮内病变管理的中国专家共识》，见图 4-7。

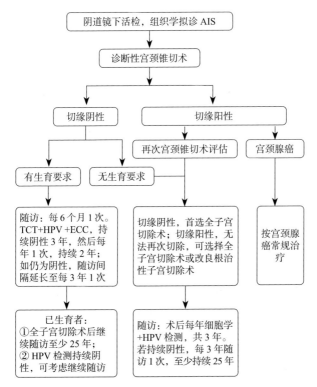

图 4-7 宫颈 AIS 的诊断与管理流程

第五节 宫颈癌筛查结果与最终病理结果不一致的管理

对于宫颈癌筛查异常转诊阴道镜检查者，若在阴道镜下行多点活检和 ECC，最终病理结果与筛查异常结果不一致，一定要综合评估，避免过度诊断或诊断不足。

一、复核筛查细胞学结果

应请上一级细胞学医生复核细胞学结果，或请其他细胞学专家会诊。如果有诊断上的改变，应按新修订的诊断处理。

二、复核阴道镜检查结果

1. 进行阴道镜检查时应注意有无影响检查充分性的因素，且是否为可去除因素，如感染或出血。如有这些因素，应予以治疗，并在治疗后再次行阴道镜检查。

2. 阴道镜检查是否充分，是否对外阴、阴道、肛周及宫颈管等部位进行了充分检查。

3. 阴道镜印象级别是否适宜。

4. 阴道镜下所有不相连续的异常区域是否均行 2—4 点定位活检。

5. 转化区是否完全可见。对不能完全可见的转化区是否进行了宫颈管的评估及取样。对于细胞学高级别异常者包括不典型鳞状细胞，如 AGC-NOS、AGC-FN、AIS、ASC-H、HSIL 以及 HPV16/18 阳性者是否进行了宫颈管取样等。

三、复核组织学结果

请上一级病理医生复核病理结果，或请其他病理专家会诊组织学结果。如果有诊断上的改变，应按新修订的诊断处理，必要时行 p16 免疫组织化学染色，以帮助诊断或鉴别诊断。

1. 对于筛查结果与最终病理结果相差 2 个级别及以上者，应进行多学科会诊，包括细胞学检查、HPV 检测、阴道镜检查、组织学检查及肿瘤专业医生会诊等。

2. 对于去除以上因素后的筛查结果与最终结果不一致者，建议以下管理方式。

（1）若最终病理结果为宫颈浸润癌，建议转诊肿瘤医生，进行综合评估及规范治疗。

（2）若最终病理结果为 HSIL，请病理医生进一步确定为 CIN 2 还是 CIN 3。原则上对 HSIL 均建议行宫颈切除性治疗。对于年轻、有生育能力及有生育要求的 CIN 2，如满足随访观察指征，可随访观察，否则建议行宫颈切除性治疗。对于年轻的 CIN 2，如有消融治疗指征且转化区完全可见，也可进行消融治疗。

（3）若活检或宫颈管搔刮术病理结果为 AIS，应行宫颈切除性治疗，明确诊断和排除浸润癌。

（4）若最终病理结果为 LSIL，按照《子宫颈低级别鳞状上皮内病变管理的中国专家共识》，根据转诊的细胞学结果进行风险分层管理。

参考文献

[1] DARRAGH T M, COLGAN T J, COX J T, et al. The lower anogenital squamous terminology standardization project for HPV-associated lesions: background and consensus recommendations from the College of American pathologists and the American Society for Colposcopy and Cervical Pathology [J]. J Low Genit Tract Dis, 2012, 16: 205–242.

[2] WHO guidelines for screening and treatment of precancerous lesions for cervical cancer prevention [EB/OL]. [2016–03–27][2023–10–20]. http://www.who. int/reproductivehealth/publications/cancers/screening and treatment of precancerous lesions/en/.

[3] JACOB B, JAMES B, PETER B, et al. 2011 Colposcopic Terminology of the international federation for cervical pathology and colposcopy [J]. Obstet Gynecol, 2012, 120: 166–172.

[4] Colposcopy and programme management guidelines for the NHS cervical screening programme [EB/OL] [2016–03–14][2023–12–10]. https://www.gov.uk/government/publications/cervical–

screening-programme-and-colposcopy-management.

[5] PERKINS R B, GUIDO R S, CASTLE P E, et al. 2019 ASCCP risk-based management consensus guidelines for abnormal cervical cancer screening tests and cancer precursors [J]. Low Genit Tract Dis, 2020, 24 (2): 102-131.

[6] 毕蕙, 李明珠, 赵超等. 子宫颈低级别鳞状上皮内病变管理的中国专家共识. 中国妇产科临床 [J]. 2022, 23 (4): 443-445.

[7] HERRINGTON C S, KIM K-R, KONG C S, et al. Tumours of the uterine cervix. //In World Health Organization classification of tumours editorial board edit: World Health Organization classification of tumours (5 th Eds) . Lyon: IARC, 2020: 335-387.

[8] 赵超, 刘军, 李明珠, 等. 子宫颈锥形切除术操作规范 [J]. 中国妇产科临床杂志, 2021, 22 (2): 218-219.

[9] 赵超, 毕蕙, 赵昀, 等. 子宫颈高级别上皮内病变管理的中国专家共识 [J]. 中国妇产科临床杂志, 2022, 23 (2): 220-224.

[10] CASTELLSAGU X, PIAZ M, de SANJOSÉ S, et al. Worldwide human papillomavirus etiology of cervical adenocarcinoma and its cofactors: implications for screening and prevention [J]. J Natl Cancer Inst, 2006, 98 (5): 303-315.

[11] COLOMBO N, CARINELLI S, COLOMBO A, et al. Cervical cancer: ESMO clinical practice guidelines for diagnosis, treatment and follow-up [J]. Ann Oncol, 2012, 23: vii27-32.

[12] SHERMAN M E, WANG S S, CARREON J, et al. Mortality trends for cervical squamous and adenocarcinoma in the United States. Relation to incidence and survival [J]. Cancer, 2005, 103 (6): 1258-1264.

[13] AKIBA Y, KUBUSHIRO K, FUKUCHI T, et al. Is laser

conization adequate for therapeutic excision of adenocarcinoma in situ of the uterine cervix [J]? J Obstet Gynaecol Res, 2005, 31 (3): 252−256.

[14] GOLDSTEIN N S, MANI A. The status and distance of cone biopsy margins as a predictor of excision adequacy for endocervical adenocarcinoma in situ [J]. Am J Clin Pathol, 1998, 109 (6): 727−732.

[15] KIM J H, PARK J Y, KIM D Y, et al. The role of loop electrosurgical excisional procedure in the management of adenocarcinoma in situ of the uterine cervix [J]. Eur J Obstet Gynecol Reprod Biol, 2009, 145 (1): 100−103.

[16] ANDERSEN E S, ARFFMANN E. Adenocarcinoma in situ of the uterine cervix: a clinico−pathologic study of 36 cases [J]. Gynecol Oncol, 1989, 35 (1): 1−7.

[17] 宋昱, 汪清, 隋龙, 等. LEEP 术在子宫颈原位腺癌及子宫颈腺癌诊断和治疗中应用的临床意义 [J]. 中华妇产科杂志, 2018, 53 (3): 178−182.

[18] 米兰, 张岱, 毕蕙. 宫颈原位腺癌24例病例报道及文献复习 [J]. 中华妇产科杂志, 2016, 16 (3): 230−233

[19] JORDAN S M, CHASE D M, WATANABE T, et al. High pathologic misdiagnosis of cervical adenocarcinoma in situ [J]. Eur J Gynaecol Oncol, 2013, 34 (5): 446−449.

[20] ANDERSEN E S, ARFFMANN E. Adenocarcinoma in situ of the uterine cervix: a clinico−pathologic study of 36 cases [J]. Gynecol Oncol, 1989, 35: 1−7.

[21] CULLIMORE J E, LUESLEY D M, ROLLASON T P et al. A prospective study of conization of the cervix in the management of cervical intraepithelial glandular neoplasia (CIGN) —a preliminary

report [J]. Clinical trial Br J Obstet Gynaecol, 1992, 99: 314−318.

[22] BERTRAND M, LICKRISH G M, Colgan T J. The anatomic distribution of cervical adenocarcinoma in situ: implications for treatment [J]. Am J Obstet Gynecol, 1987l, 157 (1): 21−25.

[23] COSTALES A B, MILBOURNE A M, Rhodes H E, et al. Risk of residual disease and invasive carcinoma in women treated for adenocarcinoma in situ of the cervix [J]. Gynecol Oncol, 2013, 129 (3): 513−516.

[24] JIANG Y, CHEN C, LI L. Comparison of cold−knife conization versus loop electrosurgical excision for cervical adenocarcinoma in situ (ACIS): a systematic review and meta−analysis [J]. PLoS One, 2017, 12 (1): e0170587.

[25] LATIF N A, NEUBAUER N L, HELENOWSKI I B, et al. Management of adenocarcinoma in situ of the uterine cervix: a comparison of loop electrosurgical excision procedure and cold knife conization [J]. J Low Genit Tract Dis, 2015, 19 (2): 97−102.

[26] BAI H, LIU J, WANG Q et al. Oncological and reproductive outcomes of adenocarcinoma in situ of the cervix managed with the loop electrosurgical excision procedure [J]. BMC Cancer, 2018, 24, 18 (1): 461.

[27] SALANI R, PURI I, Bristow RE. Adenocarcinoma in situ of the uterine cervix: a metaanalysis of 1278 patients evaluating the predictive value of conization margin status [J]. Am J Obstet Gynecol, 2009, 200 (2): 182.

| 第五章 |

宫颈高级别上皮内病变的治疗方法

第一节　宫颈锥切术

宫颈锥切术主要包括宫颈环形电切术（LEEP）和冷刀锥切术（CKC），两者的疗效相当，对宫颈高级别上皮内病变选择其中任何一种均可。

一、宫颈锥切术的适应证

根据使用目的的不同，适应证主要分为以明确诊断为主要目的和以治疗为主要目的两大类。

（一）以明确诊断为主要目的

1. 宫颈细胞学结果为高风险，而阴道镜检查和病理未发现有相应级别病变时，可通过锥切术明确诊断。高风险细胞学结果包括：不典型鳞状细胞不能排除高级别鳞状上皮内病变（ASC-H）、高级别鳞状上皮内病变（HSIL）、不典型腺细胞倾向瘤变（AGC-FN）、原位腺癌（AIS）或癌。

2. 活检和（或）ECC病理为宫颈癌前病变［HSIL和（或）AIS］，但不排除更严重疾病的存在。

3. 临床症状、体征或其他辅助检查（如影像学或宫颈细胞学等）可疑宫颈癌，但阴道镜检查或活检病理未发现相应级别病变。

4. 高危型HPV感染导致的LSIL/CIN 1持续存

在≥2年以上伴有高危因素者，或不能持续随访者。

（二）以治疗为主要目的

1. 活检病理诊断为宫颈癌前病变，包括 CIN 2、CIN 3、AIS。

2. 宫颈早期浸润癌 IA1 期要求保留生育功能。

3. 宫颈切除性治疗后切缘残留宫颈高级别病变，需要再次切除。

4. 宫颈 HSIL（包括 CIN 2、CIN3）、宫颈 AIS、早期宫颈浸润癌锥切治疗后病变持续存在、残留或复发。

二、宫颈环形电切术

宫颈环形电切术（LEEP）是宫颈切除性手术的一种方法，是用一定频率的细环状电极（电热线圈）切除宫颈异常区域的一种手术操作。20 世纪 80 年代早期，法国阴道镜学家 Cartier 应用小环状电极进行宫颈活检。1986 年 Walter 等对 111 名宫颈病变患者实施 LEEP 并证明其能够有效治疗 CIN，从此 LEEP 逐渐成为诊断和治疗宫颈病变及早期浸润癌的主要方法。LEEP 的优点是可在门诊实施，局部麻醉，操作简便、安全，疗效好，并发症少，因而成为目前应用最广泛的宫颈锥切方法。对年轻、未生育的高级别病变患者，可通过掌握宫颈切除的深度和范围，尽可能保持宫颈的形态和保留宫颈的正常生理机能，以降低手术对育龄期女性妊娠及分娩产生的不良影响。LEEP 的缺点主要为：电热效应对标本产生的热损伤可能会影响组织学诊断。因此，对于宫颈腺上皮病变，或可疑微小浸润癌时，如果 LEEP 手术难以提供完整的组织学标本进行有效的病理诊断时，建议进行 CKC。

（一）术前准备

1. 评估患者的情况　在进行 LEEP 术前，需要再次评估患者的情况，核对手术指征，包括：

（1）患者的病史、宫颈癌筛查史、既往下生殖道癌前病变及癌变诊治史。

（2）患者有无生育需求。

（3）复习阴道镜图像和病理结果，以明确病变的分布范围、病变程度、转化区类型，以规划手术的方式。

（4）了解患者有无合并症等以及药物过敏史。

（5）了解患者的各项实验室检查情况（血和尿常规、血型、凝血分析、感染四项、生化检查、盆腔超声、X 线胸片及心电图等）。

（6）患者知情同意：应与患者充分沟通手术的治疗情况、预后和随访问题，确保患者理解并获得知情同意。

如果条件允许，建议在阴道镜指引下完成宫颈

LEEP，或者在术前再次复核阴道镜，以了解活检后患者的宫颈的状态和病变分布的变化。

2. 器械及药品的准备　应确认所需器械和耗材全部到位并可正常工作，包括确认电源供应的稳定性，电外科手术发生器和电极手柄、排烟器、电极回路可正常工作。耗材包括操作所需的不同尺寸的电极（电切环）、凝结/球电极、阴道窥器、长弯钳、宫颈钳、卵圆钳、注射用水、局麻药（含或不含1：10万肾上腺素的1%～2%利多卡因，或者口腔科使用的阿替卡因肾上腺素）、5 ml或10 ml注射器、黏膜注射用针头、3%～5%醋酸、复方碘溶液、消毒用碘伏、大棉签、棉球、缝针、缝线、含10%福尔马林的标本容器等。

（二）手术操作

向患者展示LEEP手术设备，解释操作过程。在进行每一步操作之前，告知患者可能会有的感觉。具体操作步骤见下所述。

1. 患者取膀胱截石位，术者将一个返回电极连接到大腿内侧或臀部。

2. 按照阴道手术常规消毒外阴。轻轻缓慢置入阴道窥器，观察阴道和宫颈的情况。如果没有感染的证据，进行充分的阴道消毒。

3. 置入手术操作所需的阴道窥器（最好是带有涂层的绝缘窥器，以确保安全）。对于阴道壁松弛的患者，可以酌情使用阴道拉钩或者用乳胶避孕套套在窥器表面，起到遮挡阴道壁的作用）。

4. 用棉球或棉签轻轻拭去宫颈表面残余消毒液，使用 3%~5% 醋酸确定病变的位置和范围。

5. 用黏膜注射用针在拟切除病变范围的外侧缘表面多点注射局麻药（含或不含 1∶100 000 肾上腺素的 1%~2% 利多卡因）（若患者有心脏问题，使用利多卡因时不宜使用肾上腺素。使用阿替卡因肾上腺素时应注意药物的使用事项）。注射过程中注意回抽，以免误注射入血管。局麻过程中随时询问患者的感受。如有异常，及时给予相应处理。

6. 根据病变的部位、范围、转化区类型并结合宫颈大小确定切除深度。通常 1 型转化区切除 7~10 mm，2 型转化区切除 10~15 mm，3 型转化区切除 15~25 mm。选择合适的电极，使去除整个异常区域成为可能。

7. 按照机器设置的常用功率设定，打开吸引器，启动 LEEP 发生器。

8. 将电极垂直插入组织到一定深度，根据所选择电极的形状不同，通过宫颈的一侧向对侧移动，或以宫颈口为中心旋转切除宫颈组织（在通过 3 点和 9 点时要小心操作，以免损伤子宫动脉分支而引起大出血）。此时要注意，有些患者可能有血管迷走性反应，可能出现晕厥和血压急剧下降。如果发生这种情况，立即停止治疗并进行抢救。

9. 如果还有未切除干净的病变，可补充切除，但应尽可能减少组织的破碎，以免影响病理学诊断及切缘状态的报告。

10. 电凝手术切缘的出血点。若有部分未切除的鳞状上皮内病变，可电凝破坏，以达到治疗作用。请注意要小心电灼宫颈口处，以免引起宫颈口粘连。

11. 确认切缘无活动性出血。必要时可阴道放置纱布，以预防术后早期出血。撤出阴道窥器并去除电极片。另外，对于需要行残余宫颈 ECC 者，若 LEEP 后切缘无明显出血，可直接行残余宫颈 ECC。若有活动性出血，应先止血，再行 ECC。

手术完毕后，检查手术切除标本，需要在切除的完整标本上标明部位（如缝线处为 12 点，或切开处为 9 点等），如果有多块组织，请分别标识清楚，放入贴有标签的福尔马林保存液中送病理科检查，以便于病理科识别标本并进行处理。

（三）注意事项

1. 术后向患者交代注意事项

（1）医生会酌情给予抗生素预防感染，术后患者会有轻微到中度的不适和疼痛。如果疼痛难以忍受，患者可以服用止痛药物对症治疗。

（2）阴道排液现象持续 2～4 周，可能夹杂少量血丝，通常不需要进一步处理。术后不要使用卫生棉条。

（3）暂停性生活和剧烈运动 1～2 个月。

（4）如果出现以下症状需及时就诊：体温高于 38℃或有寒战，严重的下腹痛，有恶臭或脓样分泌物，阴道出血量大于月经量。

（5）1 周左右后来院复查，医生会向其解释病理结果，提供后续诊治建议，酌情给予创面换药。

（6）1 个月后来院复查，以了解宫颈的修复情况以及月经情况。若存在宫颈管口粘连或狭窄，医生会给予相应的处理。

2．LEEP 治疗时的注意事项

（1）LEEP 的热效应可能对切缘状态的病理诊断存在一定的影响。因此，对于治疗前高度可疑腺性病变、微小浸润癌的病例，应根据病理科的诊断能力谨慎选择 LEEP，以免对病理诊断造成影响。

（2）如果选择宫颈 LEEP 切除病变，应尽可能保持标本的完整性。

（3）LEEP 的切除标本病理诊断的准确性不仅与妇科临床医师的操作有关，也与病理科的能力密切相关，因此，应与病理科勤于沟通，并提供相关的临床病史。

三、冷刀锥切术

宫颈冷刀锥切术（CKC）是传统术式，是采用手术刀锥形切除部分宫颈组织。

与宫颈 LEEP 相比，CKC 的优越性在于：CKC 的切除范围可以随病变的分布范围进行设计；CKC 可以完整地切除更深的宫颈管组织；对于可疑有早期浸润性宫颈癌和宫颈原位腺癌的患者，CKC 在切除更大范围宫颈病变的同时可以保持标本的完整性，以满足病理学诊断的需要；切缘的组织学判读不受电流热损伤的影响。同时，对于存在严重解剖异常和病变分布不规则的患者，CKC 可个性化设计切除方案。因此，针对以上情况的病例，CKC 依然是最佳选择。

（一）术前准备

1. 再次评估患者的情况

（1）了解患者的病史：在进行 CKC 治疗前，需要再次评估患者的情况及手术指征，包括患者的病史，特别是有无接触性出血史、宫颈高级别病变治疗史及生育需求。

（2）各项实验室检查情况（同 LEEP 术），特别是凝血情况、分泌物实验室检查有无感染。

（3）掌握阴道镜检查图像和病理结果，以明确病变的分布范围、病变程度以及转化区类型，以确定切除的类型。

（4）了解患者有无合并症等以及药物过敏史。

（5）患者知情同意：应与患者充分沟通手术的治疗情况、预后和随访问题，确保患者理解并获得知情同意。

2. 器械及药品的准备

（1）器械：手术刀、手术电极、负极板、吸引器、吸引管、一次性导尿管、弯盘、弯钳、鼠齿钳、棉球、纱布、宫颈管刮匙、探针、注射器、病理袋（瓶）、钢尺。

（2）药品：碘伏、生理盐水、卢戈碘溶液、垂体后叶素等血管收缩剂、1% 利多卡因注射液、甲醛溶液。

（二）操作步骤

1. 体位　患者取膀胱截石位。

2. 消毒、铺单　静脉麻醉成功后，常规消毒外阴，铺无菌手术巾。

3. 暴露术野　用阴道拉钩或窥器暴露宫颈，用碘伏消毒宫颈，一次性导尿。

4. 标记范围　用干棉球拭干宫颈表面，卢戈碘溶液标记宫颈的病变范围。

5. 预防止血　于宫颈局部注射血管收缩剂和 1% 利多卡因混合溶液，或在宫颈 3 点、9 点用丝线缝扎子宫动脉下行支，以预防出血。

6. 切除 在碘不着色区外 5 mm 用手术刀进行锥形切除，刀的角度需朝向宫颈管，可用扩宫棒放入宫颈口，指示宫颈管的方向。

7. 创面止血 完成切割后可采用热凝或缝合创面止血。手术中避免用电灼破坏切除标本的边缘组织，以免影响病理诊断。

8. 填塞 有效止血后再次导尿，创面可填塞纱布止血，24 小时内取出纱布。

（三）注意事项

1. 按照转化区的类型决定宫颈切除的类型。通常情况下，Ⅰ型切除用于 1 型转化区，切除长度为 7~10 mm；Ⅱ型切除用于 2 型转化区，切除的长度为 10~15 mm；Ⅲ型切除用于 3 型转化区，切除的长度为 15~25 mm。

2. 尽量完整切除宫颈组织，避免碎块切除。

3. 宫颈管搔刮可以作为选择性操作。

4. 无论采用何种手术方式，均必须完整、规范记录切除性治疗的类型（Ⅰ型、Ⅱ型、Ⅲ型），需测量并记录锥切标本的周径（切除标本的周长）、长度[从最远端（外界）至近端（内界）]及厚度（从宫颈间质边缘至切除标本的表面）。对于补切的标本，同样需要进行测量与记录。

5. 切除标本可用缝线标记（注明几点），以便于病理医师识别，标本应能满足 12 点连续病理切片的要求。对于补切标本，需要标明内侧切缘或锥底切缘，并分置于独立病理瓶中。

6. 需要再次锥切术的患者，术前除需再次阴道镜评估外，还需要复习既往的手术情况，通过妇科检查和盆腔超声等了解宫颈的解剖学变化和宫颈管长度，以避免或降低手术风险。

7. 妊娠期原则上不进行 CKC，以免造成流产或出血等并发症。妊娠期的锥切仅用于诊断或排除浸润癌。对切除的时机（孕周）、范围、深度等，需要全面评估后谨慎选择。

（四）术后近期管理

1. 应结合病理结果综合分析各种临床信息后再确定下一步的诊疗方案。

2. CKC 术后禁止性生活 1 个月，避免过重的体力活动，避免游泳或盆浴。

3. CKC 术后出血多发生于术后 7~10 天，一般出血量不超过月经量，持续 7~10 天，无须处理。若出血量超过月经量，需及时到医院就诊。当术后出现宫颈狭窄和粘连时应尽早处理。时间越长，则分离越困难。

四、再次宫颈锥切术

1. 再次宫颈锥切术的手术指征

（1）宫颈锥切术后病理提示宫颈 HSIL 切缘阳性，尤其是内切缘阳性。

（2）宫颈锥切术后病理提示宫颈 AIS，切缘阳性。

（3）宫颈锥切术后病理提示宫颈 1A1 期，但切缘为 HSIL，且患者有生育要求。

（4）宫颈锥切术后随访复查 TCT 和（或）HPV 阳性，阴道镜病理诊断为宫颈高级别上皮内病变复发。

2. 注意事项

（1）术前需再次进行阴道镜检查，对转化区类型、病变部位、病变范围等进行全面评估，尤其对于阴道病变情况要认真检查。

（2）需要复习既往的手术情况，对既往锥切手术类型、切除类型、术后病理及切缘情况进行详细了解。

（3）结合妇科检查和盆腔超声等了解宫颈的解剖学变化和宫颈管长度。

五、如何选择宫颈环形电切术和冷刀锥切术

LEEP 和 CKC 在治疗宫颈 HSIL 时疗效相当。在 2023 年和 2024 年美国国立综合癌症网络

（National Comprehensive Cancer Network，NCCN）指南中对这两种术式进行了规范，根据现有临床试验数据进行了更新，包括保守性手术标准及对低风险早期宫颈癌开展保守性手术的推荐。目前对于微小浸润癌的阴性切缘（切缘阴性指切缘无浸润性病变或高级别鳞状上皮内病变），已从至少3 mm 更改为 1 mm。故在临床上锥切切缘要求至少有 1 mm 的阴性距离，切除深度至少为 10 mm，已生育者可增加到 18～20 mm。临床操作时，也应参考患者宫颈长度等进行个体化的治疗。如能整块切除并达到足够的阴性切缘，均可以采用 CKC 或 LEEP。

（一）采用宫颈环形电切术治疗高级别鳞状上皮内病变

对 HSIL 首选 LEEP 已成为金标准治疗方式，被普遍应用于临床。LEEP 存在的问题主要是：

1. 如可疑有微小浸润癌，可能切除范围不够而出现病灶残留，目前按照 2023 NCCN 指南，对于微小浸润癌，阴性切缘至少为 1 mm，所以 LEEP 达到该阴性切缘标准并不困难，但应尽量减少被烧灼的切缘对病理判断的影响。如果 LEEP 能够保证足够切缘并做恰当标记是可以接受的。

2. LEEP“整块切除”的理念，临床医生需要提供宫颈锥切整块切除的标本，以便病理科医生得出满意的诊断。但临床医生施行 LEEP 时若为分块切除或碎片切除，则会影响病理结果的判读。分析其原因：①可能与器械设备相关，与选择手术的电环形状和大小有关；②与手术者掌握的技术水平有关；③还可能与手术操作时局部阻滞麻醉不够完全，导致手术时患者不适，不能固定体位有关。NCCN 建议做 LEEP 时采用静脉麻醉，实际上在我国多采用局麻完成手术。

（二）CKC 是宫颈微小浸润癌治疗或诊断性切除的首选方法

　　I A 期宫颈癌需经锥切术病理学检查明确诊断，确定期别，以采取适宜的治疗。当宫颈活检病理为 HSIL，不能除外浸润癌时，用 CKC 得到的病理诊断似乎更可靠，特别是可以确定边缘是否切净，有无淋巴脉管间隙浸润（lymphovascular space invasion，LVSI）。

　　CKC 更容易做到整块切除病变部分及宫颈管组织，切除并做好标记，可以为病理专家提供一个完整的、无电损伤的非碎片样本，有助于评估边缘状态。

　　对于高度可疑腺性病变、微小浸润癌的病例，尤其是有生育需求的患者，除妊娠期外，无论是选择 LEEP 还是 CKC，均建议酌情行残余宫颈管 ECC。

第二节　消融治疗

目前消融治疗（ablation therapy）可用于宫颈病变，通过消除癌前病变，达到阻止疾病进展成为浸润性肿瘤的目的。常见的消融治疗方法有冷冻治疗、激光治疗和热凝治疗等。消融治疗具有操作简便、不需要麻醉或仅局部麻醉、治疗后恢复快等优势，尤其适用于要求保留生育功能的女性。不足之处是无法获取组织学标本，不能进行病理学评估。特别需要注意的是，由于不能充分评估病变状况，故存在漏诊的可能。

一、适应证、禁忌证及知情同意

（一）适应证

消融治疗用于经充分评估的 CIN 2 患者。在开始治疗之前，患者必须在阴道镜检查中达到以下条件。

1. 既往无 HSIL 手术切除术史。
2. 全部鳞 – 柱交接部必须完全可见。
3. 全部病变（包括近端和远端）的边缘必须可见，在可治疗的范围内。
4. 细胞学和阴道镜检查结果必须一致，无腺细胞异常。
5. ECC 病理示宫颈管无 HSIL 和 AIS。

6. 充分除外存在宫颈浸润癌的风险。

7. 按照 WHO 宫颈癌综合防控指南的建议，对于部分地区随访依从性差或不便于再次就诊的患者，若为宫颈低级别病变或部分筛查 HPV 阳性，也可进行消融治疗。

当病变经活检病理学确诊后，决定选择消融治疗。术前应再次评估病史、细胞学结果、阴道镜印象以及活检病理学报告结果。患者需签署知情同意书。

（二）禁忌证

1. 病变面积超过宫颈的 75%。
2. 病变向宫颈管延伸超过 5 mm。
3. 宫颈管内存在 HSIL 或不能分级的 CIN。
4. 细胞学检查示腺细胞异常或阴道镜下 AIS。
5. 确诊为浸润性宫颈癌。
6. 宫颈病变呈外生型，病变表面轮廓不规则，呈结节型或乳头状突起。
7. 妊娠期宫颈病变。
8. 宫内己烯雌酚暴露，因为有可能增加宫颈管狭窄的风险。
9. 急性宫颈炎（可发展为潜在的急性输卵管炎，治疗前需除外衣原体感染及淋病）。
10. 冷球蛋白血症（冷冻治疗禁用）。

若有产科瘢痕等影响冷冻探头作用于宫颈转化

区，要慎重选择。另外，有宫颈 HSIL 治疗史者也需慎重选择。

（三）知情同意

向患者介绍以下内容。

1. 所选用的消融治疗的目的、方法和治疗步骤。

2. 消融治疗的优势。

3. 消融治疗存在的主要问题是有可能漏诊，因此治疗后患者应接受定期随访。

二、各类消融治疗的操作步骤和注意事项

（一）冷冻治疗

病变需经活检病理确诊，并具备冷冻治疗的条件。术前应再次评估病史、细胞学和阴道镜检查结果以及活检报告结果。患者需签署知情同意书。冷冻治疗应在月经结束后未有性生活时进行，避免在妊娠期开展此项治疗。

1. 冷冻设备　一个容纳 CO_2 或 N_2O 的高压气瓶，其大小不同，小型钢瓶可移动，大型的气瓶一般需要固定在安全的位置，常用的为 8 kg 和 20 kg 两种规格。气瓶连接校准器、压力表、冷冻枪及冷冻探头。多数设备的控制面板上有彩色条码的压力表，可显示气体压力太低（黄色）、太高（红色）

或在工作状态（绿色）。

在冷冻治疗中，气体从气瓶顶端通过压力表及枪管被快速释放到中空的冷冻探头顶端，通过焦耳－汤姆逊效应引起温度下降。N_2O 的沸点是 $-89.5℃$，二氧化碳是 $-78.5℃$。使用 N_2O 系统时，冷冻探头的温度在冷冻治疗中是 $-65 \sim -75℃$。

在使用中，要注意安全操作。气瓶应在室温下贮存，过热会使气压增加。压力太高时，需要使用安全阀门减压，建议由专业人员操作。高压气瓶旁应放置氧气浓度检测仪。当压力表指示正常范围时，可以安全地进行冷冻治疗。当压力表指示低于正常时，则无法完成治疗。

冷冻探头的大小及形状都有所不同。操作者可以根据病变范围和宫颈轮廓选择探头的大小及形状。一般直径为 $10 \sim 25$ mm，直径约 20 mm 的探头是治疗 CIN 最常用的尺寸。最常用的探头是平的或锥形的，顶端带或不带乳头状突起。当使用乳头状冷冻头时，中央突起大于 5 mm 会增加宫颈狭窄的风险，并使鳞－柱状交接部内移，不利于随访。

如果选择 N_2O 制冷，要注意暴露于 N_2O 气体可能增加男性后代遗传缺陷的风险，增加女性流产的风险。

2. 所需物品　冷冻治疗之前在冷冻探头表面涂上少许水溶性凝胶。这种凝胶辅助快速冷冻及解冻。使用阴道侧壁拉钩以及将避孕套套在阴道窥器上可推开部分膨出的阴道侧壁，并避免阴道壁碰到冷冻探头。使用"冻结球测量器"可测量冰球范围。

3. 治疗机制　冷冻产生的最终温度和冻结的持续时间决定了组织损伤。组织坏死需要的温度低于 –20℃，而 0～–20℃只能使组织暂时冻结，仍可复苏。目前 WHO 推荐的冷冻治疗技术是"双冻融程序"，即 3 分钟冷冻，随后解冻 5 分钟，然后继续再行 3 分钟的冷冻。另一种方法是持续冷冻，直到探头顶端边缘形成 5～7 mm 冰球。冷冻深度等同于冷冻的侧向延伸。冰球外侧边缘为 0℃。致死区位于冷冻探头和 –20℃等温线之间的冷冻区。多数冷冻设备的复苏区位于冷冻组织最外侧 2 mm 的边缘。

4. 操作步骤

（1）在冷冻治疗前大约 60 min，短效非甾体抗炎药预防性给药可能有助于阻止前列腺素介导的相关疼痛。多数患者不需要。可参考阴道镜检查时的耐受情况给药。

（2）冷冻时间选择：月经结束后 1 周内，这样能给伤口愈合留出充分时间。一些临床医生术前常规检测沙眼衣原体和淋病奈瑟菌，目的是避免加重隐匿的盆腔炎。

（3）若有条件，对宫颈应用醋酸后，在阴道镜指导下操作更准确。对宫颈应用醋酸或卢戈碘溶液,可指示宫颈病变的位置。

(4)将圆锥体顶端放进宫颈口,或者置于病变的中心部位。转化区面积大者应该分区域进行冻融。宫颈黏膜湿润时操作更顺利。一旦开始冷冻,冷冻探头会粘在宫颈上。冷冻应该持续3 min,或者可以直接测量,冰球达到探头边缘之外至少5~7 mm。年轻未生育患者的宫颈相对较小,治疗时不要超过宫颈范围。

(5)待局部解冻后,再移开探头。通常情况下,宫颈将在5 min内自然解冻,然后再继续第二次冷冻。研究者发现,与单次冷冻比较,应用双冷冻法的失败率降低。

(6)治疗过程中注意观察患者的反应。一些患者会出现短暂的血管舒缩(迷走神经兴奋)的症状,如脸红、头晕、头痛。必要时治疗后让患者平卧位数分钟。大多数女性在冷冻治疗时会有月经样的轻微坠痛。也可在完成操作后发生这种不适感,一般可迅速自发缓解。

5. 术后医嘱

(1)告知患者随后2~4周会出现水样阴道分泌物,多无出血。

(2)一些患者术后1~2周可见脱痂排出的膜样物,此时可能有少量出血。

(3)如果出现发热、异常出血或严重的盆腔疼痛,应复诊。

（4）术后 1 个月内避免性生活、游泳和盆浴。

6. 应对冷冻治疗操作的细节全部记录，以便随访。

（二）CO_2 激光消融治疗

1. 概况　各种物质在不同的物理状态下可产生激光反应。激光有独特的方向性，可以在一个小的区域内集中能量。当 CO_2 激光作用于宫颈时，由于在极短时间内有高能量的输出，组织因受热导致蛋白质变性而发生坏死，一般不形成明显热损伤。坏死区域内小血管被封闭，创面很少发生出血。激光可以分别用于消融治疗或者病灶切除。从 20 世纪 70 年代开始，激光被许多妇科医师广泛应用，但是随着 LEEP 的广泛应用，由于后者成本低且操作简便，故激光手术已被替代。目前在我国激光基本不再用于手术，主要用于消融治疗。激光治疗中小功率为 $1 \sim 10$ W/cm^2，大功率为 $50 \sim 70$ W/cm^2。激光束将光能变为热能，气化移行带，组织破坏深度为 $1 \sim 2$ mm。治愈率为 $70\% \sim 80\%$，重复 $1 \sim 2$ 次。

CO_2 激光是最常见的治疗女性下生殖道疾病的方式。为了使临床医生能够更精准地控制激光的能量，激光常被用来结合阴道镜或手术显微镜使用。手术器械并不直接接触宫颈。

基于这些原理，激光手术有其特殊优势：①消融精准，可达到病变组织所需要的深度或宽度。②器械与患者的身体无接触。③邻近的正常组织受到的影响小，因而愈合速度快。④治疗快速，无明显痛觉。⑤术中及术后出血少。⑥术后阴道排液不多。

2. 基本设备和仪器

（1）局麻药物：对宫颈可用局麻（宫颈内阻滞）或用宫颈旁阻滞。用 1% 利多卡因局部浸润麻醉以及 1∶100 000 肾上腺素稀释。另一种局麻药是血管加压素（总剂量不超过 1 加压单位）混合在 1% 利多卡因中局部麻醉。使用血管收缩剂可以减少术中出血。

（2）排烟系统：保证术野清晰。使用带吸引装置的窥器，或手持式吸引头。

（3）CO_2 激光器带有一个放大镜头，工作距离应该是 300 mm。这样，当显微镜对准宫颈表面时，激光束也会聚焦于宫颈局部区域。推荐用于激光气化的有效激光束的最小直径是 2~2.5 mm。激光功率设定在 10~45 W。

3. 操作步骤　先在阴道镜指导下再次确认宫颈的病变范围。可用 2 mm 激光束画线，标记出治疗的外轮廓，治疗范围需超出病变边缘 2~3 mm。标记的轮廓内被气化的最小深度是 6~8 mm。治疗过程中，光束不可离开治疗区域，直到完成治疗深度。一些医生选择在病变的中心部位进一步气化 4~8 mm。在标记的边缘处，气化深度较好控制。

由于缺乏对照，中央区域消融深度可能不均匀，对中央部位再次气化，可在保证治疗深度的同时也较好地保持了宫颈外口的解剖形状。完成这些操作一般仅需数分钟。如果病变累及阴道，对阴道黏膜的治疗深度不应该超过 1.5 mm。

4. 术后医嘱

（1）1 个月内禁止性生活及游泳。

（2）术后有一些坏死组织脱落和少许排液。术后 10 天左右会有点状出血。如果出血多，患者需要立即复诊。一般的伤口渗血可以通过局部加压止血，必要时可对出血点电凝止血。因为手术浅表，很少需要缝合止血。

（3）一般不需要使用抗生素，既往有盆腔炎等高危因素者可以预防用药。

激光治疗有较多优点，治愈率高，且对生育影响小。

（三）热凝消融治疗

1. 概况　热凝治疗是曾经被广泛使用的另一种对 CIN 消融治疗的方法，使用电凝或者电烙器产生高温，有效破坏存在病变的宫颈组织。有国内学者报道射频仪器热凝固法，在欧洲及澳大利亚常使用 Semm 凝结器。后者能产生 100℃ 的温度，也能有效破坏病变组织，因其工作温度在本类方法中相对低，故又被成为"冷凝治疗"。工作中，通过热效应，在宫颈转化区加热 20 ~ 40 秒，致宫颈病变上皮和间质脱水、干燥，进而破坏病变组织。其具有方便、快捷、经济等特点，且治疗仪便携、耐用，已被 WHO 推荐用于治疗 CIN 病变，并纳入宫颈癌筛查策略，特别适用于在资源有限的地区应用。

2. 优势

（1）治疗设备简单、便携，不需要气体供应，且易于消毒。

（2）治疗时间短（20 ~ 40 s），患者治疗后阴道分泌物较少，副作用和并发症少。

3. 操作步骤

（1）患者取截石位，充分暴露宫颈。

（2）在阴道镜的指导下，将加热到 100 ℃左右的热凝仪器置于宫颈鳞 – 柱交接部，加热 45 秒，可重复 5 次。研究发现，使用超过 100 ℃的高温进行治疗并不能提高对 CIN 的疗效。使用标准探头（19 mm 或 20 mm），很少有女性（< 5%）治疗次数会多于 2 次。

4. 热凝治疗探头消毒的保养　①治疗后，用清水清洗干净；②用 95% 乙醇清洗干净。

5. 治疗后的副作用　治疗后患者有轻微腹痛，少量阴道出血和阴道分泌物，持续 15 天左右消失。WHO 报告接受热凝治疗的女性报道疼痛的比例低于冷冻治疗。

（四）光动力治疗

由于缺乏循证医学临床数据，尚未被广泛应用。

三、治疗后随访

一方面，无论采用何种治疗手段，CIN 的复发率和持续存在率从 1% 到 21% 不等。另一方面，即使治愈，有 CIN 病史的女性罹患宫颈浸润癌的远期风险仍较从未患 CIN 的女性高。一篇系统性文献回顾表明，治疗后至少 20 年内浸润性宫颈癌的发病率为 56/100 000，比一般人群高几乎 10 倍。因此，治疗后的规律随访应持续 20 年。

对于消融治疗，由于无治疗后的病理证据，存在漏诊的可能性，治疗后必须密切随访。CIN 治疗后的随访方式包括细胞学、与 HPV 检测联合筛查以及阴道镜单独或联合检查。

建议治疗后随访时间间隔从 3 个月到 12 个月，如为阴性，则每年随访 1 次。KPNC 研究显示，即使 CIN 2+ 治疗后经细胞学及 HPV 检测联合筛查并连续 2 次阴性，随访 5 年中发现 CIN 2 及以上病变复发的风险仍达 1.5%，是无相关病史患者（单次细胞学阴性）的 2 倍以上，所以建议更长期的规律随访。ASCCP 建议术后 12 个月、24 个月两次筛查阴性者，3 年后需再次进行联合筛查。如复查结果仍为阴性，则再转为常规筛查。

第三节 全子宫切除术

对组织学高级别宫颈 HSIL（CIN 2 和 CIN 3）、宫颈原位腺癌（AIS）患者进行治疗的主要目的是消除宫颈癌前病变，并能早期发现隐匿的微浸润性癌或浸润性癌，从而降低宫颈癌的发病率和死亡率。

一、宫颈切除性治疗的优势和不足

随着阴道镜检查的广泛开展，更精确和更少创伤性技术的出现，采用保守的宫颈切除性手术（LEEP 或 CKC）治疗宫颈癌前病变成为优先选择，但并非任何情况下都能够实现宫颈的切除性手术，或使患者获益。

（一）宫颈切除性治疗的优势

研究显示，阴道镜下宫颈活检诊断的 HSIL 中，宫颈癌的漏诊率为 0～8.9%（平均为 2.0%）。患者年龄越大，漏诊癌的风险越高。一项 739 例（年龄为 18～83 岁，平均 33 岁）阴道镜下宫颈活检诊断为 CIN2～3 的研究发现，30~39 岁、40~49 和 ≥ 50

岁的患者中漏诊癌的风险分别为 < 30 岁者的 4.5、4.4 和 11 倍。另一项共纳入 1449 例阴道镜下宫颈取样诊断为 HSIL 的回顾性研究发现，绝经组 HSIL 合并宫颈癌风险高于未绝经组（9.4% vs 3.8%）。超过 5% 的 HSIL 因行宫颈切除性手术发现同时存在 AIS。

宫颈切除性手术能够提供完整的组织学标本进行病理检查，从而明确是否存在更高级别的病变或腺上皮病变，为后续的治疗提供病理证据；也可表明切缘状态，为 CIN 2+ 的残留或复发提供预测因素和处理依据。局部切除性的手术在保持宫颈解剖结构和功能的同时完整去除病变，达到治疗目的，而不需要更大的手术范围。当对 CIN 3 进行宫颈切除性手术后，切除的组织切缘阴性时，可排除浸润性癌，超过 87% 的患者可接受随访。总之，宫颈切除性手术实现诊断与治疗的双重效果。宫颈切除性手术和全子宫切除术一样能有效预防 HSIL 进展为浸润性癌，治疗后的密切随访在防止浸润癌发生的保护作用上也等同于全子宫切除术。

（二）宫颈切除性治疗的不足

由于宫颈切除性手术保留了宫颈、患者自身的遗传特征和固有免疫系统等因素，HPV 的再感染或持续感染与宫颈癌前病变复发密切相关。

绝经后女性的宫颈转化区常位于宫颈管内，病变累及宫颈管的发生率增加，加之宫颈萎缩后体积变小，使宫颈切除性手术难度增加，切缘阳性率升高。绝经状态是切缘阳性患者 HSIL+ 病变残留的独立危险因素，即使切缘阴性，残留 HSIL+ 的绝对比例也较高。围绝经期及绝经后宫颈 3 型切除增多，同时，该年龄段的女性雌激素不足，宫颈鳞、柱细胞增生受阻，阴道内乳杆菌不再为优势菌，更易发生术后创面感染，延长愈合时间。这些因素加剧了宫颈狭窄的发生，从而影响了术后宫颈细胞学和 HPV 监测的有效性，阴道镜检查的假阴性率增加。残留或复发宫颈癌前病变有可能进展为浸润性癌。既往因 CIN3 宫颈切除性手术后 5 年发生 CIN2+ 的风险为 8%～16%，宫颈癌的风险是普通人群的 2～5 倍，并在 50 岁以上 HSIL 治疗的女性中明显升高。

绝经后下生殖道萎缩性改变会使手术空间狭小，解剖结构不清，导致宫颈切除性手术无法安全完成。

二、全子宫切除术

（一）全子宫切除术在宫颈 HSIL 中的应用

尽管宫颈切除性手术是处理宫颈 HSIL 的重要方式而被各指南所推荐，不推荐全子宫切除术作为 HSIL 的首选治疗方法。但是，全子宫切除对于特殊人群，特别是部分绝经后或无生育需求的宫颈癌前病变的临床管理是获益的。

全子宫切除术仅适用于以下特殊情况下的 HSIL 处理。

（1）绝经后子宫体积缩小、穹窿消失、阴道挛缩狭窄及经阴道宫颈切除性手术困难者。

（2）初始宫颈切除性手术后有 HSIL 病灶残留的证据，或年龄＞50岁且内口切缘阳性，无法实施重复宫颈切除性手术者。

（3）绝经后宫颈切除性治疗后不可能进行充分有效随访者，包括在多次治疗后出现无法治疗的宫颈狭窄等。

（4）绝经后宫颈切除性手术切缘阴性，因患者恐癌心理严重或随访依从性差，坚决要求切除子宫者。

（5）宫颈为广泛的 HSIL 并累及阴道穹窿部，保守治疗困难者，可在全子宫切除术的同时切除受累的阴道穹窿部。

（6）有其他切除子宫的适应证，包括有症状的子宫肌瘤、子宫脱垂、子宫内膜异位症或难治的月经过多等者。

其中，对第（5）（6）条患者，建议先行宫颈切除性手术排除或诊断宫颈癌。

2. HSIL 全子宫切除术潜在的风险

（1）全子宫切除术的出血、感染及其他并发症的发生明显高于宫颈切除性手术，甚至有死亡风险。

（2）有 9.2% 的宫颈 HSIL 病变可延伸到阴道，全子宫切除术可能不足以消除所有延伸至阴道的病变，而对这些隐藏在阴道顶部瘢痕中的病变进行后续治疗困难。与因其他指征行全子宫切除术患者相比，因 HSIL 进行全子宫切除术者发生阴道癌或阴道上皮内病变的风险至少在 15 年内会升高明显。

（3）无法实施宫颈切除性手术或不完全切除，直接行全子宫切除术，可能会遗漏对宫颈癌的诊断。目前还没有更直接有效的手段能确诊或除外 HSIL 合并的显微镜镜下浸润癌。这将对后续手术类型决策造成困难。仅全子宫切除术可能会造成手术范围不够的困窘。

（二）全子宫切除术在宫颈 AIS 中的应用

宫颈 AIS 的发病率虽低，但近年来逐渐呈上升趋势。AIS 病变多发生于宫颈转化区，85% 是单中心病变，6.5%～15% 可以是多灶性和不连续的，约 15% 的 AIS 与浸润性腺癌共存。宫颈切除组织的切缘状态是病变残留、复发及进展的预测因素。AIS 宫颈切除组织切缘阳性和阴性患者的 AIS 残留率分别为 19.4% 和 2.6%，浸润性腺癌的风险分别为 5.2% 和 0.1%。

全子宫切除术是对无生育要求 AIS 的确定性治疗。

1. 对于不希望保留生育功能的 AIS 患者，若诊断性宫颈切除性手术切缘阴性，则优先选择全子宫切除术。

2. 在多次宫颈切除手术后仍不能达到阴性切缘者，可以接受改良根治性子宫切除术或单纯全子宫切除术，不建议行保留生育功能的管理。

3. 对于保留生育功能的 AIS 患者，在监测期间 HPV 检测结果呈阳性或细胞学 / 组织学结果异常者，在分娩结束时首选全子宫切除术。

三、全子宫切除术的术前准备及操作

全子宫切除术的手术路径包括经腹、经阴道以及腹腔镜，影响选择的因素有手术医生的能力和偏好，以及患者的个体因素如肥胖或共患的疾病等。

（一）术前患者的评估和知情同意

通过术前规范的病史询问和诊断检查，可发现需要进一步评估和改善的合并症，以避免手术并发症。仅根据在阴道镜下取样病理诊断的宫颈癌前病变患者，或不完全的宫颈切除性手术，本身就存在浸润性癌的风险，即使进行了盆腔增强磁共振检查，也只能帮助排除 IB1 期以上宫颈癌的存在。因此，术前与患者沟通尤为重要，可增强患者对自己疾病诊断的认识，包括手术目标、局限性及手术风险。书面文件是作为患者知情了解和同意手术的记录。

（二）手术路径及操作流程

1. 经腹全子宫切除术

（1）全身麻醉，取仰卧位，消毒手术野及阴道，留置导尿管。

（2）切开腹壁，探查盆、腹腔，暴露手术野。

（3）牵引子宫后依次处理圆韧带和骨盆漏斗韧带（切除双侧附件）或卵巢固有韧带及输卵管峡部（保留双侧附件）。

（4）剪开膀胱子宫反折腹膜，下推膀胱后依次处理子宫血管、宫骶韧带和主韧带。

（5）于阴道穹窿处切开穹窿，环切阴道。取出子宫后闭合阴道断端，关闭腹壁各层。

2. 腹腔镜下全子宫切除术

（1）全身麻醉，取截石位，消毒手术野及阴道，留置导尿管。

（2）暴露宫颈，术前根据阴道宽度选择合适的举宫器。

（3）选择腹壁穿刺点：脐部为腹腔镜置入点，另取2~3个器械操作孔穿刺点。

（4）患者取头低脚高位，以利于暴露手术野。

（5）其余操作步骤基本同经腹全子宫切除术。

3. 经阴道全子宫切除术

（1）全身麻醉，取截石位，消毒手术野及阴道，排空膀胱。

（2）环穹窿切开阴道前后壁黏膜，暴露膀胱子宫陷凹及子宫直肠窝腹膜并进入盆腔。

（3）依次处理骶韧带、主骶韧带、子宫动脉、骨盆漏斗韧带（切除双侧附件）或卵巢固有韧带和圆韧带（保留双侧附件）。

（4）取出子宫后闭合阴道断端，留置尿管。

四、全子宫切除术的术后监测

全子宫切除术后，推荐前 3 年每年进行一次基于 HPV 的检测（单独 HPV 检测或 HPV 与细胞学联合）。长期监测包括基于 HPV 的检测，每 3 年一次，持续 25 年。

参考文献

[1] 王建六 . 北京大学妇科常见病诊治手册 [M]. 北京：北京大学医学出版社，2021. 6.

[2] PERKINS R B, GUIDO R S, CASTLE P E, et al. 2019 ASCCP risk−based management consensus guidelines for abnormal cervical cancer screening tests and cancer precursors [J]. J Low Genit Tract Dis, 2020, 24 (2): 102−131.

[3] 魏丽惠 . 下生殖道病变的诊断与管理 [M]. 北京：北京大学医学出版社，2018.

[4] 中国优生科学协会阴道镜和宫颈病理学分会 (CSCCP) 专家委员会. 中国子宫颈癌筛查及异常管理相关问题专家共识 (二) [J].

中国妇产科临床杂志, 2017, 18 (3): 286-288.

[5] Comprehensive cervical cancer control: a guide to essential practice [M]. 2nd ed. Geneva: World Health Organization, 2014.

[6] MASSAD L S, EINSTEIN M H, HUH W K, et al. 2012 updated consensus guidelines for the management of abnormal cervical cancer screening tests and cancer precursors [J]. Obstet Gynecol, 2013, 121: 829-846.

[7] TEOH D, MUSA F, SALANI R, et al. Diagnosis and management of adenocarcinoma in situ: a society of gynecologic oncology evidence-based review and recommendations [J]. Obstet Gynecol, 2020, 135 (4): 869-878.

[8] 赵超, 毕蕙, 赵昀, 等. 子宫颈高级别上皮内病变管理的中国专家共识 [J]. 中国妇产科临床杂志, 2022, 23 (2): 220-224.

[9] 中华预防医学会妇女保健分会. 子宫颈癌综合防控指南 [M]. 北京: 人民卫生出版社. 2018: 59-65.

[10] MASSAD L S, EINSTEIN M H, HUH W K, et al. 2012 ASCCP consensus guidelines conference. 2012 updated consensus guidelines for the management of abnormal cervical cancer screening tests and cancer precursors [J]. Obstet Gynecol, 2013, 121 (4): 829-846.

[11] FONTHAM E T H, WOLF A M D, CHURCH T R, et al. Cervical cancer screening for individuals at average risk: 2020 guideline update from the American Cancer Society [J]. CA Cancer J Clin, 2020, 70 (5): 321-346.

[12] PERKINS R B, GUIDO R S, CASTLE P E, et al. 2019 ASCCP risk based management consensus guidelines for abnormal cervical cancer screening tests and cancer precursors [J]. J Low Genit Tract Dis, 2020, 24 (2): 102-131.

[13] MOSCICKI A B, MA Y, WIBBELSMAN C, et al. Rate of and risks for regrcssion of cervical intraepithelial neoplasia 2 in adolcscents and young women [J]. Obstet Gynecol, 2010, 116 (6): 1373-1380.

[14] CONNOR J E. Noninvasive cervical cancer complicating pregnancy. Obster risk of spontaneous peererm delivery [J]. Obuter Gymeco, 2009, 114 (6): 1232-1238.

[15] MARTIN-HIRSCH P P, PARASKEVAIDIS E, BRYANT A, et al. Surgery for cervical intraepithelial neoplasia [J]. Cochrane Database Syst Rev, 2013, (12): CD001318.

[16] MITCHELL M F, TORTOLERO-LUNA G, COOK E, et al. A randomized clinical trial of cryotherapy, laser vaporization, and loop electrosurgical excision for treatment of squamous intraepithelial lesions of the cervix [J]. Obstet Gynecol, 1998, 92 (5): 737-744.

[17] BERGET A, ANDREASSON B, BOCK J E. Laser and cryosurgery for cervical intraepithelial neoplasia: a randomized trial and long-term follow-up [J]. Acta Obstet Gynecol Scand, 1991, 70: 231-235.

[18] ANDERSON A F. Treatment and follow up of noninvasive cancer of the uterine cervix: report on 205 cases (1948-1957) [J]. J Obstet Gynaecol Br Commonw, 1965, 72: 172-177.

[19] KOLTAD P, KLEM V. Long-term follow-up of 1121 cases of carcinoma-in-situ [J]. Obstet Gynecol, 1979, 48 (2): 125-129.

[20] MCINDOE G A, ROBSON M S, TIDY J A, et al. Laser excision rather than vaporization: the treatment of choice for cervical intraepithelial neoplasia [J]. Obstet Gynecol, 1989, 74 (2): 165-168.

[21] GUERRA B, ZANARDI C, DE SIMONE P, et al. Discrepancy between histopathological diagnosis based on guided biopsy and cone biopsy of the cervix uteri: analysis of 346 cases of laser conization [J]. Minerva Ginecol, 1994, 46 (9): 455-459.

[22] KESIC V, DOKIC M, ATANACKOVIC J, et al. Hysterectomy for treatment of CIN [J]. J Low Genit Tract Dis, 2003, 7 (1): 32-35.

[23] ANDERSEN E S, NIELSEN K, PEDERSEN B. The reliability of preconization diagnostic evaluation in patients with cervical intraepithelial neoplasia and microinvasive carcinoma [J]. Gynecol Oncol, 1995, 59 (1): 143-147.

[24] SRISOMBOON J, TANGCHAITRONG C A, BHUSAWANG Y, et al. Evaluation of colposcopic accuracy in diagnosis of cervical neoplasia [J]. J Med Assoc Thai, 1996, 79 (7): 423-428.

[25] WRIGHT T J, COX J T, MASSAD L S, et al. 2001 consensus guidelines for the management of women with cervical intraepithelial neoplasia [J]. Am J Obstet Gynecol, 2003, 189 (1): 295-304.

[26] Ciavattini A, Di Giuseppe J, Marconi C, et al. Hysterectomy for cervical intraepithelial neoplasia: A retrospective observational multi-institutional study [J]. Int J Gynaecol Obstet, 2022, 159 (3): 679-688.

[27] 钱晓月, 尤志学, 曹倩文, 等. 阴道镜直视下子宫颈活检诊断的 HSIL 中镜下浸润癌的检出情况及相关影响因素分析. 中华妇产科杂志, 2018, 53 (9): 613-619.

[28] JAVAHERI G, FEJGIN M D. Diagnostic value of colposcopy in the investigation of cervical neoplasia [J]. Am J Obstet Gynecol, 1980, 137 (5): 588-594.

[29] 曹倩文，尤志学，钱晓月，等．绝经后子宫颈高级别鳞状上皮内病变诊治方式的探讨 [J]. 中华妇产科杂志, 2019, 54 (6): 393-398.

[30] 陈飞，王华庆，赵更力．中国子宫颈癌三级规范化防治蓝皮书 [M]. 北京：人民卫生出版社, 2023: 118.

[31] DEMOPOULOS R I, HOROWITZ L F, VAMVAKAS E C. Endocervical gland involvement by cervical intraepithelial neoplasia grade Ⅲ. Predictive value for residual and/or recurrent disease [J]. Cancer, 1991, 68 (9): 1932-1936.

[32] HUGHES K C, HERRING T A, SONG J N, et al. Cervical high-grade squamous intraepithelial lesion burden and standard of care treatment effectiveness and safety in the United States, 2008-2018: The EACH-WOMAN Project [J]. J Low Genit Tract Dis, 2023, 27 (2): 105-112.

[33] SUN X, LEI H, XIE X, et al. Risk factors for residual disease in hysterectomy specimens after conization in post-menopausal patients with cervical intraepithelial neoplasia grade 3 [J]. Int J Gen Med, 2020, 13: 1067-1074.

[34] KALLIALA I, ATHANASIOU A, VERONIKI A A, et al. Incidence and mortality from cervical cancer and other malignancies after treatment of cervical intraepithelial neoplasia: a systematic review and meta-analysis of the literature [J]. Ann Oncol, 2020, 31 (2): 213-227.

[35] STRANDER B, ANDERSSON-ELLSTROM A, MILSOM I, et al. Long term risk of invasive cancer after treatment for cervical intraepithelial neoplasia grade 3: population based cohort study [J]. BMJ, 2007, 335 (7629): 1077.

[36] SPUHLER S, DE GRANDI P. Hysterectomy and intraepithelial

neoplasia of the lower female genital tract [J]. J Gynecol Obstet Biol Reprod (Paris) , 1992, 21 (8): 903−907.

[37] BOULANGER J C, GONDRY J, VERHOEST P, et al. Treatment of CIN after menopause [J]. Eur J Obstet Gynecol Reprod Biol, 2001, 95 (2): 175−180.

[38] ALFONZO E, HOLMBERG E, SPAREN P, et al. Risk of vaginal cancer among hysterectomised women with cervical intraepithelial neoplasia: a population−based national cohort study [J]. BJOG, 2020, 127 (4): 448−454.

[39] 赵超 , 毕蕙 , 赵昀 , 等 . 子宫颈高级别上皮内病变管理的中国专家共识 [J]. 中国妇产科临床杂志 , 2022, 23 (2): 220−224.

[40] 何玥 , 吴玉梅 , 王建东 , 等 . 老年女性子宫颈病变筛查及异常管理中国专家共识 (2023 年版) [J]. 中国实用妇科与产科杂志 , 2023, 39 (5): 531−536.

[41] 张晶 , 王丹波 . 子宫颈高级别鳞状上皮内病变选择性应用全子宫切除术治疗的中国专家共识 (2022 年版) [J]. 中国实用妇科与产科杂志 , 2022, 38 (11): 1108−1110.

[42] 吴喜梅 , 赵卫东 , 陈峥峥 , 等 . 绝经后宫颈上皮内病变诊治的中国专家共识 (2022 年版) [J]. 癌症进展 , 2022, 20 (14): 1405−1411.

[43] PERKINS R B, GUIDO R S, CASTLE P E, et al. 2019 ASCCP risk−based management consensus guidelines for abnormal cervical cancer screening tests and cancer precursors [J]. J Low Genit Tract Dis, 2020, 24 (2): 102−131.

[44] MAYEAUX EJ JR, COX JT. 现代阴道镜学 [M]. 3 版 . 魏丽惠 , 赵昀主译 . 北京 : 北京大学医学出版社 , 2016: 704.

[45] EBINA Y, MIKAMI M, NAGASE S, et al. Japan Society of Gynecologic Oncology guidelines 2017 for the treatment of

uterine cervical cancer [J]. Intern J Clin Oncol, 2019, 24 (1): 1−19.

[46] BARBARA A, GREGORY B, MARK S. CoLposcopy: principLes and practice [M]. 2 nd ed. PhiLadeLphia: ELsevier, 2008: 283−304.

[47] WOLF J K, LEVENBACK C, MALPICA A, et al. Adenocarcinoma in situ of the cervix: significance of cone biopsy margins [J]. Obstet Gynecol, 1996, 88 (1): 82−86.

[48] BAALBERGEN A, HELMERHORST T J. Adenocarcinoma in situ of the uterine cervix—a systematic review [J]. Int J Gynecol Cancer, 2014, 24 (9): 1543−1548.

[49] SALANI R, PURI I, BRISTOW R E. Adenocarcinoma in situ of the uterine cervix: a metaanalysis of 1278 patients evaluating the predictive value of conization margin status [J]. Am J Obstet Gynecol, 2009, 200 (2): 181−182.

[50] TEOH D, MUSA F, SALANI R, et al. Diagnosis and management of adenocarcinoma in situ: a society of gynecologic oncology evidence−based review and recommendations [J]. Obstet Gynecol, 2020, 135 (4): 869−878.

| 第六章 |

宫颈癌的诊断及手术治疗

宫颈癌是发生于宫颈的恶性肿瘤，是全球女性的第4大常见癌症。根据国家癌症中心报告，2023年我国新发宫颈癌病例11.34万例，发病率在15~44岁女性中占第4位，在45~59岁女性中占第5位，死亡病例3.36万例。临床常见的病理类型包括鳞状细胞癌（70%~80%）、腺鳞癌和腺癌（15%~20%）。此外，还有较少见的神经内分泌癌、小细胞肿瘤、透明细胞癌、肉瘤和其他组织学类型。2020年WHO第5版女性生殖道肿瘤分类提出HPV相关性（HPV A）肿瘤和HPV非依赖性（HPV I）肿瘤的分类方式。

第一节　宫颈癌的病理诊断

宫颈浸润癌最常见的组织类型是鳞状细胞癌，其次为浸润性腺癌。此外，还有一些少见组织类型的癌，如透明细胞癌、小细胞神经内分泌癌、胃型腺癌及中肾管癌等。

一、浸润性鳞状细胞癌

绝大部分浸润性鳞状细胞癌（约70%以上）与高危型HPV持续感染相关（HPV A），免疫组织化染色p16呈阳性。但近年也发现有少部分病例与

HPV 感染无关（HPV I），部分病例伴有 *p53* 基因突变。如果不能明确其与 HPV 感染的关系，则归入非特殊类型的宫颈鳞状细胞癌。由于预后有所不同，病理诊断时需结合 HPV 检测结果以及免疫组化染色将其区分开。

　　浸润性鳞状细胞癌最早期的病变是微小浸润性鳞状细胞癌，也有人称为浅表浸润性鳞状细胞癌。该病变只能在显微镜下观察到，以往对于微小浸润癌或浅表浸润性癌，限定其浸润深度 ≤ 3 mm，宽度 ≤ 7 mm，临床 FIGO 分期为 I a1 期。FIGO（2018）分期中不再限定肿瘤浸润的宽度，但仍建议诊断时报告病变累及范围。值得注意的是，微小浸润癌或浅表浸润性鳞状细胞癌必须是在 LEEP、锥切或者子宫全切除标本上做出的诊断，通过活检标本不能做出微小浸润癌或浅表浸润癌的诊断。

　　浸润性鳞状细胞癌最常见的组织类型是非角化型。该型主要为 HPV 感染相关型鳞状细胞癌（图 6-1A），第二常见的组织类型为角化型（图 6-1B），此型更多见于 HPV 非依赖性鳞状细胞癌，其他较为少见的病理学类型包括乳头状、基底细胞样、疣状、鳞状移行型以及淋巴上皮瘤样型。

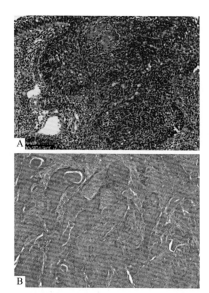

图 6-1 浸润性鳞状细胞癌（HE 染色）。A. 非角化型鳞状细胞癌，浸润的肿瘤上皮巢由类似高级别鳞状病变的细胞组成，缺乏明确的角化；B. 角化型鳞状细胞癌，在浸润的肿瘤上皮巢中可以见到明确的角化不良细胞及角珠形成

二、浸润性腺癌

宫颈浸润性腺癌依据发病机制也分为 HPV 相关性（HPV A）腺癌和 HPV 非依赖性（HPV I）腺癌。

1. HPV A 腺癌　占宫颈腺癌的 75%，其中分为普通型腺癌、黏液型腺癌、复层产黏液的癌及微乳头亚型腺癌等。显微镜下，在宫颈管壁间质中可见排列紊乱的腺体浸润。腺体结构不规则，可见出角，部分腺腔融合、共壁（图 6-2A）。在黏液腺癌中，> 50% 的腺上皮中可见黏液成分（图 6-2B）。在复层产黏液癌中，肿瘤上皮排列成复层，细胞质中可见黏液空泡（图 6-2C）。而在微乳头亚型腺癌中，肿瘤腺上皮排列成无纤维血管轴心的微乳头结构。这一亚型是宫颈腺癌中预后最差的组织亚型，易出现子宫外转移及播散。若腺癌中出现此结构，需要特别报告，并注明所占比例。免疫组化染色后，HPV A 腺癌中 p16 常呈弥漫强阳性表达，ER 和 PR 常常表达丢失（图 6-2D）。这有助于将其与子宫内膜癌累及宫颈相区别。

2. HPV I 腺癌　以胃型腺癌最具代表性，以往也将其中的高分化类型称为微偏型腺癌或恶性腺瘤。显微镜下，肿瘤中出现一些分枝状的腺体成分，细胞分化较好，细胞质富于黏液，有时与正常腺体难以区分，但其排列紊乱，浸润到颈管壁的深层（图 6-3A）。但在活检组织中，诊断极为困难，需要结合临床表现及影像学所见综合诊断。其他更为少见的 HPV I 型腺癌包括透明细胞癌和中肾型腺癌等。前者的病理形态同子宫或卵巢中发生的透明细胞癌，故诊断宫颈原发透明细胞癌时需排除子宫或卵巢原发癌累及宫颈。中肾管腺癌起源于宫颈管壁中的中肾管残件，病理形态多样，诊断时需排除其他腺癌并结合免疫组化染色标记诊断（图 6-3B）。

免疫组化染色后，与宫颈原位腺癌相同，所有

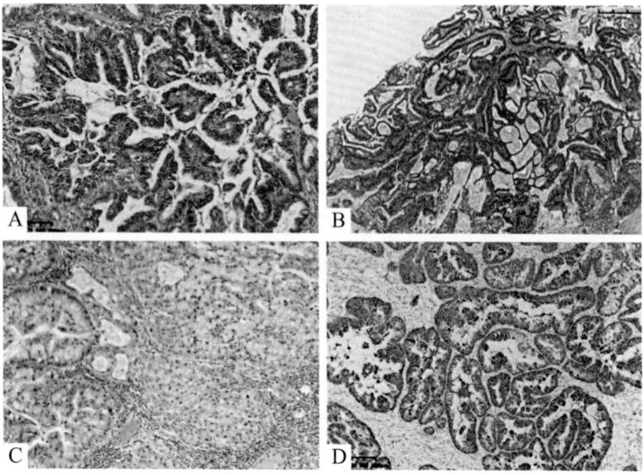

图 6-2　HPV 感染相关性（HPV A）浸润性腺癌。A. 普通型腺癌，可见排列紊乱的腺体，部分呈乳头状结构，腺上皮黏液减少，可见核分裂像；B. 黏液性腺癌，肿瘤中可见细胞内及细胞外黏液，伴黏液湖形成；C. 浸润性复层产黏液癌，肿瘤细胞呈复层排列，细胞内可见黏液，肿瘤巢浸润间质；D. 免疫组化染色，肿瘤性腺体 p16 呈弥漫阳性

的 HPV A 腺癌 p16 常呈弥漫强阳性表达，ER 和 PR 常常表达丢失。这有助于将其与子宫内膜腺癌累及宫颈相区别。HPV I 腺癌中，一般 p16 呈阴性表达，但少数胃型黏液腺癌可以呈现 p16 阳性，HPV I 腺癌常常显示 ER 和 PR 表达丢失，同时，还可显示其他特殊组织类型相关标记，例如，胃型黏液腺癌可呈现幽门腺标记 MUC-6 和 HIK1083 阳性（图 6-3C），透明细胞癌则表达 HNF-1β 和 NapsinA，而中肾管腺癌常常表达 CD10、GATA3（图 6-3D），部分可表达 TTF-1。

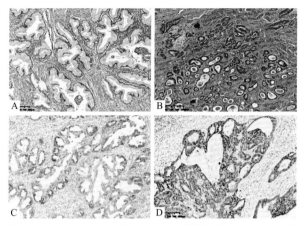

图 6-3　宫颈 HPV 非依赖性（HPV I）浸润性腺癌。A. 高分化胃型黏液腺癌（也称微偏型腺癌），可见分枝状腺体，腺上皮细胞分化好；B. 中肾管腺癌，可见腺管状肿瘤成分，部分腺腔内可见嗜酸性物质；C. 免疫组化染色：胃型腺癌腺上皮细胞胞质中 MUC-6 呈阳性；D. 免疫组化染色，中肾管腺癌肿瘤细胞核 GATA3 呈阳性

第二节　宫颈癌的分期

恶性肿瘤的分期可以准确地描述患者的病情程度，对于预后判断及确定治疗方案具有重要的临床意义。宫颈癌常应用的分期系统是 FIGO 分期和 TNM 分期。过去宫颈癌的分期主要依赖于体格检查和影像学检查，被称为临床分期。2018 年，FIGO 妇科肿瘤学委员会修订了分期，除选择可用的临床和影像资料外，允许病理结果参与确定分期。FIGO

2018 分期中的主要变化是：不再考虑微浸润病变的水平扩散；根据肿瘤大小进一步分为三个亚组：ⅠB1 ≤ 2 cm，ⅠB2 > 2 cm 且 ≤ 4 cm，ⅠB3 > 4 cm；因淋巴结阳性与较差的肿瘤预后相关，故将其指定为 Ⅲ C 期——盆腔淋巴结 Ⅲ C1 和主动脉旁淋巴结 Ⅲ C2。Ⅲ C 期包括微转移。

宫颈癌诊治过程中 FIGO 分期应用较多，目前应用的是宫颈癌 FIGO 分期（2018）（表 6–1）。

表 6–1　宫颈癌 FIGO 分期（2018）

分期	描述
Ⅰ期	仅限于宫颈（扩展至宫体者不予以考虑）
ⅠA	显微镜下诊断的浸润癌，最大浸润深度 ≤ 5m[a]
ⅠA1	间质浸润深度 ≤ 3mm
ⅠA2	间质浸润深度 > 3mm 而 ≤ 5mm
ⅠB	最大浸润深度 > 5mm 的浸润癌（> ⅠA 的范围），病变局限于宫颈，病变大小为肿瘤的最大直径[b]
ⅠB1	间质浸润深度 > 5mm，最大径线 ≤ 2cm 的浸润癌
ⅠB2	肿瘤最大径线 > 2cm 而 ≤ 4cm
ⅠB3	肿瘤最大最大径线 > 4cm
Ⅱ期	肿瘤侵犯超出宫颈，但未达骨盆壁，且未达阴道下 1/3
ⅡA	侵犯阴道上 2/3，无宫旁浸润
ⅡA1	最大径线 ≤ 4 cm 的浸润癌
ⅡA2	最大径线 > 4 cm 的浸润癌
ⅡB	子宫旁浸润，但未达到盆壁

续表

分期	描述
Ⅲ期	肿瘤扩展到骨盆壁和（或）累及阴道下 1/3 和（或）引起肾盂积水或肾无功能和（或）累及盆腔和（或）腹主动脉旁淋巴结
Ⅲ A	肿瘤累及阴道下 1/3，没有扩展到骨盆壁
Ⅲ B	肿瘤扩展到骨盆壁和（或）引起肾盂积水或肾无功能（明确排除其他原因所致）
Ⅲ C	侵犯盆腔和（或）腹主动脉旁淋巴结（包括微小转移）[c]，无论肿瘤大小和范围［需标注 r（影像学）或 p（病理学）证据］
Ⅲ C1	仅有盆腔淋巴结
Ⅲ C2	腹主动脉旁淋巴结转移
Ⅳ期	肿瘤侵犯膀胱和（或）直肠黏膜（病理证实）和（或）肿瘤超出真骨盆，泡状水肿不分为Ⅳ期
Ⅳ A	肿瘤侵犯膀胱或直肠黏膜
Ⅳ B	肿瘤播散至远处器官

注：[a] 所有的分期都可以利用影像学和病理学检查结果辅助临床所见来判断肿瘤的大小与浸润深度。病理学检查结果优于影像学和临床判别。[b] 脉管受累不改变分期，不再考虑病灶的横向范围。[c] 孤立的肿瘤细胞不改变分期，但需要记录下来；加入 r 和 p 是为了标注诊断Ⅲ C 期的证据来源。例如，加入影像提示盆腔淋巴结转移，则分期为Ⅲ C1r 期。当病理学检查确诊后，就成为Ⅲ C1p期。影像学的检查手段、病理学诊断技术都应该记录下来。

除 FIGO 分期外，宫颈癌也使用 TNM 分期系统。在这个分期系统中，医生利用查体、病理学和影像检查等的结果来明确 TNM 分期中的三个关键内容。

T：描述原发肿瘤在宫颈内的生长距离，以及是否已生长到邻近组织。

N：表示任何癌症扩散到宫颈附近的淋巴结。癌症通常首先向淋巴结扩散转移。

M：表示癌症是否已扩散（转移）到远处，如远离宫颈的其他器官或淋巴结。

目前临床应用 FIGO（2018）分期，很少用 TMN 分期。

第三节　宫颈癌的诊断

一、妇科检查

妇科检查是确定临床分期最重要的手段，应由 2 名副高职称以上医师检查决定。

1. 外阴检查　应观察外阴有无新生物。

2. 阴道和宫颈检查

（1）为避免将阴道窥器放入阴道深部时触及宫颈表面的癌组织而引起出血，放置窥器时应缓慢进入阴道下方，至阴道中段后小心打开窥器。

（2）观察阴道内有无流血；注意阴道壁和阴道穹窿是否被肿瘤侵犯，并注意浸润范围。

（3）观察宫颈形状及新生物的大小、部位、形态以及有无糜烂。随宫颈癌的发展，可呈以下几种类型。

①外生型：是最常见的类型。外生型新生物呈息肉状或菜花状，宫颈往往质脆、易出血。

②内生型：可见宫颈表面光滑、增粗、质硬，呈桶状，常向子宫旁浸润。

③溃疡型：外生型及内生型继续发展并伴坏死组织脱落后，局部形成溃疡或空洞，呈火山口状。

④颈管型：病灶位于宫颈管内，易侵入宫颈管间质和血管，转移至盆腔淋巴结。

3. 双合诊及三合诊检查 采用双合诊检查阴道壁和宫颈，注意病灶的部位、大小、质地、有无接触性出血，以及子宫双侧附件和宫旁组织，注意有无增厚以及质地如何。采用三合诊检查盆腔后部及盆壁情况，了解宫颈主韧带、骶韧带和宫旁组织的厚度及有无弹性。当肿瘤侵犯主韧带或骶韧带时，韧带增厚短缩，无弹性。还要注意病灶是否累及盆壁以及直肠壁等。

二、全身检查

应注意全身浅表淋巴结有无肿大，尤其是腹股沟区和锁骨上淋巴结。

三、阴道镜检查

在异常和可疑部位取材，进行病理学检查，以明确诊断。宫颈活检病理学检查是诊断的金标准。早期宫颈癌多经阴道镜指示下取材。对肉眼可见的宫颈赘生物，可以直接于宫颈肿瘤部位取活检行病理学检查。

检查肿瘤有无侵犯阴道，特别要注意阴道穹窿有无侵犯。

四、影像学检查

CT 及 MRI 等的检查有助于了解宫颈癌肿瘤的大小、宫旁转移情况，以及有无盆腔及腹主动脉旁淋巴结转移。如影像学高度可疑有盆腔或腹主动脉旁淋巴结转移，应在治疗前的 FIGO 分期上以"r"标注。

五、血清学肿瘤标志物检测

鳞状细胞癌抗原（squamous cell carcinoma antigen，SCC）对宫颈鳞状上皮癌有诊断意义。当 SCC > 1.5 ng/ml 时视为异常。CA125、CEA 和 CA199 升高对宫颈腺癌有意义。

结合妇科检查、影像学检查以及组织病理学检查，明确宫颈癌的组织类型、FIGO 分期及组织病理学分级，以做出适宜的治疗方案。

第四节　宫颈癌的手术术式、治疗原则及随访

一、手术术式

1. Piver 手术分型系统　1974 年 Piver 提出的 Piver 5 型手术被广泛应用至今。

Ⅰ型：筋膜外子宫切除术，适用于ⅠA1 期无 LVSI 患者。

Ⅱ型：改良根治性子宫切除术，适用于ⅠA1 期伴有 LVSI 及ⅠA2 期患者。

Ⅲ型：根治性子宫切除术，即标准的宫颈癌根治术，适用于ⅠB1、ⅠB2、选择性ⅠB3/ⅡA 期患者。

Ⅳ型：扩大根治性子宫切除术，适用于ⅡB 期及部分中央型复发患者。

Ⅴ型：盆腔廓清术，适用于部分累及盆腔其他器官的中央型复发患者。

2. Q–M 手术分型系统　2008 年法国医生提出了宫颈癌根治术的 Q–M 分型系统。

（1）A 型，筋膜外子宫切除术：将宫颈旁组织切至输尿管内侧，阴道切除 1 cm。该手术范围适用于ⅠA1 不伴 LVSI 患者。

（2）B 型，分为：①B1 改良根治性子宫切除术，将宫颈旁组织切至输尿管水平，切除部分宫

骶韧带，阴道切除至少 1 cm。② B2，切除范围同
B1，并行宫旁淋巴节切除。该手术范围适用于ⅠA1
伴 LVSI 及ⅠA2 患者。

（3）C 型，根治性子宫切除术：切除膀胱子
宫韧带达膀胱水平，切除距肿瘤下缘或宫颈下缘
1.5～2 cm 的阴道及相关阴道旁组织。适用于ⅠB1、
ⅠB2，保留神经为 C1 型，不保留神经为 C2 型。该
手术范围选择性适用于ⅠB3／ⅡA 患者。

（4）D 型，超根治性子宫切除术：切除宫颈旁
组织达盆壁、血管达髂内血管系统之上，暴露坐骨
神经根并完全游离。该手术范围适用于部分ⅣA 期
及复发患者。

3. 经腹腔镜或机器人辅助的腹腔镜手术　经
腹腔镜或机器人辅助的腹腔镜手术以并发症少、恢
复快、住院时间短等优势已被广泛应用于早期宫颈
癌手术。但近年来前瞻性研究显示，腹腔镜宫颈癌
手术对患者预后存在一定的影响尚有争议。对于宫
颈癌可否行腹腔镜手术，争议的焦点是适应证的选
择。国内外多项回顾性研究表明，当宫颈癌患者的
肿瘤直径＜ 2 cm 时，实施微创手术后预后可能并
不劣于开腹手术，并认为腹腔镜手术造成患者预后
差的原因最有可能是手术中采取无瘤措施不充分。
术中举宫器操作对宫颈癌组织的挤压促使肿瘤细胞
脱落，阴道切开术又增加了肿瘤细胞在盆腔播散的
机会，进而促使肿瘤的复发和转移。一项来自欧洲

各国大样本回顾性研究显示，举宫器的应用显著增加了早期宫颈癌患者的复发风险（HR 2.76），在微创手术中采取保护性阴道闭合（在阴道切开前，于阴道近端先行阴道闭合，于闭合的远端切开阴道）可以显著降低复发率。我国专家提出了对早期宫颈癌腹腔镜下手术的优势，并提出术中应严格遵循无瘤原则。2023 年我国制定了宫颈癌腹腔镜技术诊治指南，规范了腹腔镜下宫颈癌手术的管理策略，建议在微创手术期间注意举宫器的使用并行保护性阴道闭合，并提出宫颈癌腹腔镜手术应在患者充分知情、明确同意的前提下慎重选择。

二、治疗原则

宫颈癌治疗方案的制定需要综合考虑肿瘤的组织学类型和分期、治疗的副作用以及患者的整体健康状况。因宫颈癌最常见的病理类型包括宫颈鳞癌及 HPV 相关性腺癌，以下主要列出宫颈鳞癌及 HPV 相关性腺癌的常规治疗原则。

1. ⅠA1 期无 LVSI

（1）无生育要求患者，行筋膜外全子宫切除术（A 型），阴道壁需切除 0.5～1.0 cm。

（2）有保留生育要求患者，可行宫颈锥切术，最好整块切除，以往提出切缘至少有 3 mm 的阴性距离，对于微小浸润癌的阴性切缘，2023 NCCN 指南已从至少 3 mm 更改为 1 mm ，术后病理提示无淋巴脉管受侵（LVSI），锥切标本切缘阴性者可定期随访。最新 FIGO 也建议切缘至少有 1 mm 的阴性距离。

（3）宫颈锥切术后，如病理诊断示淋巴脉管受侵（LVSI），应按 ⅠA2 期处理。

（4）HSIL 锥切术后病理诊断的 ⅠA1 期宫颈癌

①锥切术后诊断的 ⅠA1 期且边缘阴性，无 LVSI：有研究显示宫颈锥切术治疗 ⅠA1 期宫颈癌的 5 年治愈率和生存率分别可达 94.1% 和 98.7%，且与全子宫切除术比较，在远期复发率上差异无统计学意义。若患者不能耐受再次手术，锥切后可密切随访。能耐受手术者，建议在锥切 6 周后行筋膜外全子宫切除术。

②锥切术后诊断的 ⅠA1 期且宫颈管内切缘阳性：指残留微小浸润癌、CIN Ⅱ或 CIN Ⅲ级，是复发及持续存在的高危因素。有研究显示宫颈冷刀锥切术后切缘阴性者复发率仅为 0.3%，而切缘阳性者复发率可高达 22%。若切缘为 HSIL：①对于无生育要求者，建议行筋膜外全子宫切除（A 型）。②对于有生育要求者，建议再次锥切，但必须充分告知患者术后仍有残留、复发甚至发生浸润癌的可能。另外，与初次锥切术相比，再次锥切可能增加 2~3 倍的早产风险。若切缘为癌：①对于无生育要求者，建议行改良根治性子宫切除术和盆腔淋巴结切除术。

②对于有生育要求者，建议行改良根治性宫颈切除术（trachelectomy）和盆腔淋巴结切除术。

③如锥切术后病理学证实有 LVSI，需行改良根治性子宫切除术 / 根治性子宫切除术 + 盆腔淋巴结切除。LVSI 是导致淋巴结转移的重要因素。

④特殊病理学类型：宫颈神经内分泌癌是一种少见而独特的宫颈原发恶性肿瘤，以小细胞神经内分泌癌最常见，易早期出现淋巴结转移及脉管间隙浸润，复发率及死亡率高，对早期患者即应采用根治性全子宫切除术加盆腔淋巴结切除术，并结合全身系统治疗和放疗。宫颈胃型腺癌也是恶性度高的肿瘤，对早期患者也建议根治性全子宫切除术 + 盆腔淋巴结切除术 + 大网膜和阑尾切除术，术后结合全身系统治疗和放疗。

综上所述，应对宫颈锥切后切诊断宫颈癌 ⅠA1 期患者进行多因素分析，包括病理学类型、切缘病灶级别、是否有脉管浸润、年龄、生育要求、HPV 载量及随诊条件等，再决定进一步的治疗方案。若锥切后切缘状态为阳性，应建议其行再次手术。

2. ⅠA2 ～ ⅠB1 期

（1）ⅠA2 期：行改良根治性子宫切除术（B型）。需切除的范围应为子宫全除术，切除宫旁组织 1.5 ～ 2 cm，宫骶韧带 2 cm，阴道壁需切除 1.5 ～ 2 cm。手术时必须游离输尿管，将其推向外侧。游离输尿管时必须保留其营养血管。应同时行盆腔淋巴结切除术。

（2）对于 IA2 期至 IB1 期（局部病灶 ≤ 2 cm），需保留生育功能的患者，可行根治性宫颈切除术及盆腔淋巴切除术。

对于绝大部分 IA2 ~ IB1 期宫颈癌来说，标准的保留生育功能的手术是根治性宫颈切除术。根据手术路径不同，又分为阴式根治性宫颈切除术、经腹根治性宫颈切除术、腹腔镜下根治性宫颈切除术和机器人辅助根治性宫颈切除术。无论何种根治性宫颈切除术，需先行盆腔淋巴结切除术，明确无转移后再行保留生育功能手术。

3. IB1、IB2 和 IIA1 期　行根治性子宫切除术 + 盆腔淋巴结切除术。对于年轻鳞癌患者，应考虑保留卵巢。切除子宫时必须打开膀胱侧间隙、输尿管隧道及直肠侧间隙，游离输尿管，并将前后及两侧联结子宫的韧带及结缔组织分离和切断，亦需切除主韧带周围的脂肪组织。切除主韧带的多少可以根据病灶浸润范围决定，至少要在癌灶边缘外 2.5 cm 以上，一般切除的宫旁组织及主韧带应在 3 cm 以上，有时甚至沿盆壁切除。阴道上段有侵犯时，应切除病灶外缘 1.0 cm 以上。需清除的盆腔淋巴结为髂总淋巴结、髂内淋巴结、髂外淋巴结、腹股沟深淋巴结、闭孔淋巴结及子宫旁淋巴结等，必要时需切除腹主动脉旁、骶前等淋巴结。

4. ⅠB3 和ⅡA2 期

（1）采取同步放、化疗，即盆腔外照射＋含铂同步化疗＋腔内近距离放疗。因此期肿块较大，复发风险高，术后一般还需要补充放化疗，因此，不建议首选手术。

（2）根治性子宫切除术＋盆腔淋巴结切除术 ±腹主动脉旁淋巴结切除术。

（3）FIGO 指南建议，在缺乏放疗设备的地区可用新辅助化疗（NACT）＋根治性全子宫切除术及盆腔淋巴结切除术。化疗药物多采用紫杉醇＋顺铂2~3 个疗程，肿瘤缩小后完成手术。NACT 可能会影响术后病理结果，以及术后对辅助治疗指征的判断和疗效的评估。

5. ⅡB 期及以上通常不采用手术治疗，多用同步放化疗，或放疗为主的综合治疗，联合化疗和（或）免疫治疗。

（1）ⅡB 期及部分ⅢB 期：也有作者主张对患者行超子宫根治术，即将主韧带从其盆壁附着的根部切除，不推荐常规应用。

（2）ⅣA 期：对年轻、全身一般情况好的患者行盆腔脏器切除术（盆腔廓清术）。但这些手术范围广，创伤大，手术后并发症多，即使有条件的大医院也需慎重考虑。

（3）ⅣB 期宫颈癌：采用化疗、放疗、免疫、靶向的综合治疗或姑息治疗，可考虑加入临床试验等。

6. 复发性宫颈癌　规范手术治疗 1 年后或放疗 6 个月后出现新的病灶定为复发。少于上述时间者定为未控。以病理学诊断为依据,并可以参考影像学。80% 的复发患者在治疗后 2 年内复发,多以盆腔复发为主,也有一些患者呈远处转移复发。治疗方案要考虑患者年龄、全身状况、复发及转移部位及肿瘤大小决定,可采取手术(条件许可的局部孤立病灶或盆腔廓清术)、化疗及靶向治疗等。

7. 宫颈癌合并妊娠　根据临床分期、孕周及胎儿情况、患者及家属意愿,采用个体化治疗方案。

(1)妊娠 20 周前合并宫颈癌,除 ⅠA1 期可以观察外,其余各期均建议终止妊娠并治疗宫颈癌。

(2)对妊娠 20～28 周发现的宫颈癌,临床分期≤ⅠB2 者可采用化疗(紫杉醇＋卡铂联合方案)控制病情。估计胎儿可以存活,在促胎肺成熟后,可行剖宫产术,终止妊娠的时机要与末次化疗间隔 3 周以上。终止妊娠的同时要确定治疗宫颈癌的时机和方式。ⅠB3 期以上者,一般不推荐延迟治疗。

(3)对妊娠 28 周后发现的宫颈癌,估计胎儿可以存活,在促胎肺成熟后,可行剖宫产术,并确定治疗宫颈癌的时机和方式。

在治疗宫颈癌时,需要在治疗原则下进行个体化的考虑，从患者年龄、有无生育要求、肿瘤期别、全身状况及经济条件全面考虑，选择合适的治疗方案。

三、随访

1. 随访时间　对恶性肿瘤患者实施终生随访，宫颈癌患者在治疗后 2 年内应每 3 个月复查一次，3～5 年内每 6～12 个月复查一次，5 年以上每年复查一次。

2. 随访内容　宫颈癌治疗后的随访内容主要包括病史、体格检查（包括阴道检查及盆腔三合诊等）、阴道断端细胞学及病毒学检查、影像学检查（盆腔、腹部彩超、X 线胸片等，必要时予 MRI、CT 及 PET 检查）、血清学检查（血常规、肝和肾功能、鳞状细胞癌抗原等肿瘤标志物检测）等。

参考文献

[1] BHATLA N, AOKI D, SHARMA DN, et al. Cancer of the cervix uteri: 2021 update [J]. Int J Gynaecol Obstet, 2021, 155 Suppl 1: 28-44.

[2] 谢幸, 孔北华, 段涛. 妇产科学 [M]. 9 版. 北京：人民卫生出版社, 2018: 7.

[3] 谢幸, 马丁, 孔北华. 中国妇科恶性肿瘤临床实践指南 [M]. 6 版. 北京：人民卫生出版社, 2020: 5.

[4] 魏丽惠, 赵昀, 谢幸, 等. 妊娠合并子宫颈癌管理的专家共识 [J]. 中国妇产科临床杂志, 2018, 19 (2): 190-192.

[5] 中国医师协会妇产科医师分会. 妊娠合并子宫颈癌诊治中国专家共识 (2023 年版) [J]. 中国实用妇科与产科杂志, 2023, 39 (3): 310-317.

[6] 邓浩. 复发性宫颈癌盆腔廓清术中国专家共识 [J]. 中国妇产科临床杂志, 2023, 24 (6): 668-672.